Dr. Angela Fetzner

Heilpflanzen -
Gesund durch
die Kraft
der Natur

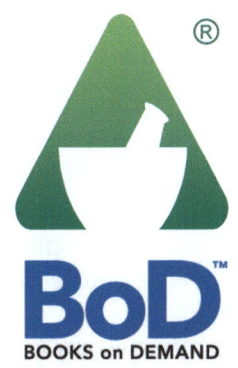

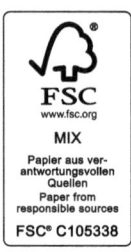
Bibliografische Information
der Deutschen Nationalbibliothek
Die Deutsche Nationalbibliothek verzeichnet
diese Publikation in der Deutschen National-
bibliografie; detaillierte bibliografische Daten
sind im Internet über http://dnb.dnb.de abrufbar.
© 2017, 2019 Dr. Angela Raab geb. Fetzner
alle Rechte vorbehalten
2. Auflage 2019

Herstellung und Verlag: BoD
Books on Demand,
Norderstedt

Umschlaggestaltung:
ZERO Werbeagentur, München unter
Verwendung von Motiven von shutterstock.com

Buchsatz: Michael Raab
Cover-Foto: © Sebastian Duda
shutterstock.com
Abbildungen: pixabay.com
*CC0 Creative Commons Freie kommerzielle Nutzung   Kein
Bildnachweis erforderlich*

ISBN 9783848241866

Inhaltsverzeichnis

„Die Bäume, die Sträucher, die Pflanzen sind der Schmuck und das Gewand der Erde.“
(Jean-Jacques Rousseau, 1712-1778, Philosoph, Schriftsteller und Staatstheoretiker)

Was finde ich in diesem Buch?

Pflanzenheilkunde - Die älteste Therapieform der Welt

Die natürlichen Heilmittel, insbesondere die Heilpflanzen, waren lange Zeit das einzige Arzneimittelreservoir für Ärzte und Apotheker. Heilpflanzen dienten zudem als wichtige Rohstoffe für die Herstellung von Medikamenten.

Heilpflanzen bestimmen, sammeln und trocknen

Heilpflanzen lassen sich fast überall in der Natur finden - auf Wiesen, im Wald, am Wegesrand. Wie man Heilpflanzen sammelt und bestimmt, welche Pflanzenteile - Blüten, Blätter, Früchte, Wurzeln und Rinde - verwendet werden, dies alles wird in diesem Buch erklärt.

Zubereitungen aus Kräutern - Heilpflanzen können vielseitig angewendet werden

Die einfachste Anwendungsform von Heilkräutern ist der Tee. Es gibt jedoch weit mehr Anwendungsmöglichkeiten von Heilpflanzen - Bekannte Zubereitungen aus Heilkräutern sind bspw. Tinkturen, Salben, Cremes sowie die Anwendung in Form von Bädern. Das Buch liefert einen Überblick über die Zubereitung und Anwendung der einzelnen Arzneiformen.

Wirkungsweise und Anwendung der wichtigsten Heilpflanzen werden ausführlich dargestellt

In diesem Ratgeber werden die bekanntesten und wichtigsten Heilpflanzen ausführlich beschrieben. Es wird erklärt, bei welchen Krankheiten die einzelnen Pflanzen wirken, dazu werden spannende Informationen über alte Bräuche, vergessene Anwendungen und wissenschaftliche Erkenntnisse geliefert.

Rezepturen - Salben, Bäder, Öle, Marmelade etc.

Zahlreiche Rezepte geben Ideen und Anregungen zur Herstellung von Salben, Bädern, zum Kochen sowie zur Gesundheits- und Schönheitspflege.

Ich möchte Sie herzlich dazu einladen, mich auf die Reise in die spannende Welt der Heilpflanzen zu begleiten.

Die Autorin berät und informiert als promovierte Apothekerin seit zwei Jahrzehnten zahlreiche Kunden. Als unabhängige Autorin und Apothekerin fühlt sich die Verfasserin dieses Buchs nur der Gesundheit und dem Wohl der Menschen verpflichtet.

Herzlichst Ihre Apothekerin Dr. Angela Fetzner

Prolog

Heilkräuter werden schon seit Jahrtausenden angewendet und in allen Kulturen auf der ganzen Welt eingesetzt. Bereits in der Antike beschrieben Heilkundige die vielfältigen Wirkungen von Tinkturen, Aufgüssen und Salben aus heilenden Pflanzen. In Europa waren die alten Griechen die Ersten, welche die Kunst des Heilens mit Kräutern kultivierten. Die Erfahrungen mit Heilkräutern begründen sich hier v. a. auf Dioskurides und Theophrastos.

Durch die Römer kamen viele Pflanzen mitsamt dem dazugehörigen Wissen auch nach Mitteleuropa. Im Mittelalter waren es v. a. die Klöster, welche ab ca. dem 8 Jh. für die weitere Kultivierung und Verbreitung der Heilkräuter sorgten.

In der Renaissancezeit schufen die „Väter der Botanik" - zu denen v. a. Leonhart Fuchs, Hieronymus Bock und Otto Brunfels gehörten - reich bebilderte Kräuterbücher, die durch die Erfindung des Buchdrucks weite Verbreitung fanden.

Viele Erkenntnisse der damaligen Zeit kann die moderne Wissenschaft heute bestätigen - andererseits wurden viele frühere Anwendungsgebiete von Heilpflanzen mittlerweile auch wieder verworfen.

Auch Sie können aus den Quellen der Natur schöpfen und sich die Kraft der Heilkräuter zunutze machen. Treten Sie den Heilpflanzen jedoch mit dem nötigen Respekt und auch mit gewisser Vorsicht entgegen. Die Kenntnis über Heilkräuter und ihre Anwendungsmöglichkeiten kann Ihnen zeigen, wie Sie sich insbesondere bei Erkrankungen wie bspw. Erkältungen, Magen-Darm-Beschwerden, leichteren Verletzungen, Gelenkbeschwerden sowie auch bei Schlafstörungen und Nervosität selbst helfen können.

Die Inhaltsstoffe der Heilkräuter sind hierbei sehr unterschiedlich. Allerdings entfalten sie ihre heilenden Kräfte oft nur im Zusammenspiel miteinander - und genau das macht die Einzigartigkeit der Heilpflanzen aus.

Richtiges Sammeln von Heilkräutern

Bevor Sie mit dem Sammeln von Pflanzen beginnen, sollten Sie sich den wichtigsten Grundsatz einprägen: Pflücken Sie unter keinen Umständen ein (Heil-)kraut, das Sie nicht kennen.

Weiter sollten Sie darauf achten, dass Sie nur frische Blätter, unverholzte Stängel und unverwelkte Blüten ernten. Wählen Sie außerdem nur gesunde Pflanzen. Pflücken Sie zudem keine Kräuter von verrußten, verstaubten Böschungen oder von frisch gedüngten Feldern. In der Nähe von intensiv bewirtschafteten Feldern sollten ebenfalls keine Heilpflanzen geerntet werden, weil durch Abdrift (z. B. durch starken Wind) Pestizide auf die benachbarten Felder gelangen können. Auch Spazierwege, an denen Hunde ausgeführt werden und deren Hinterlassenschaften die Felder „zieren", sollten nicht zu Ihren bevorzugten Sammelgebieten gehören.

Seien Sie achtsam beim Sammeln von Pflanzen und reißen Sie die Pflanzen nicht mit der Wurzel aus. Wollen Sie indes Wurzeln ernten, so sollten Sie nicht die gesamte Wurzel ausgraben. Sammeln Sie niemals unmäßig und geben Sie auch anderen Pflanzenfreunden die Gelegenheit, sich an den Heilpflanzen zu erfreuen.

Vom Aussterben bedrohte Pflanzen sollten auf keinen Fall gepflückt werden - dies schadet nicht nur dem Bestand, sondern man macht sich unter Umständen auch strafbar. Auskunft darüber, welche Pflanzen gefährdet sind - und daher geschützt werden müssen - gibt die sogenannte Rote Liste. Betreten Sie weiterhin keine landwirtschaftlich genutzten oder andere private Flächen.

Bestimmen Sie die Pflanzen sofort

Bestimmen Sie die Heilkräuter so schnell und so genau wie möglich. Vermeiden Sie es, Pflanzen zu sammeln, die Sie nicht eindeutig identifizieren können. Viele Pflanzen haben einen giftigen „Doppelgänger" - solche Pflanzen sollten besser nicht gepflückt werden. Denn Verwechslungen können sehr gefährliche - unter Umständen sogar tödliche - Folgen haben. Informieren Sie sich deshalb vor dem Sammeln gut über die Pflanzen, die Sie sammeln möchten. Nehmen Sie Aufzeichnungen und Bildmaterial mit auf die Wiese oder in den Wald, je nachdem, wo Sie Pflanzen sammeln. Das Buch „Exkursionsflora" von Rothmaler ist der Klassiker der Pflanzenbestimmungsbücher - das Buch wird aufgrund seiner wissenschaftlichen Gründlichkeit auch im Rahmen des Pharmaziestudiums zum Bestimmen von Pflanzen herangezogen.

Was die Verwechslungen mit Doppelgängern betrifft, ist bspw. der Bärlauch eine der beliebtesten Heilpflanzen, die gerne von Sammlern geerntet werden. Doch der Bärlauch hat gleich zwei gefährliche Doppelgänger, das Maiglöckchen und die Herbstzeitlose.

Natürlich verströmt der Bärlauch einen intensiven Knoblauchgeruch (bedingt durch die Schwefelverbindung Allicin), was für viele als sicherstes Unterscheidungsmerkmal zum Maiglöckchen und zur Herbstzeitlosen gilt.

Mitunter ist aber eine Maiglöckchengruppe innerhalb eines Bärlauchgebietes angesiedelt und da wird die Unterscheidung anhand des Geruchs schon schwieriger, zumal die eigenen Hände oft schon intensiv nach Bärlauch duften und man den Geruch mit der Zeit auch nicht mehr so intensiv wahrnimmt. Hier hilft dann nur die optische Unterscheidung anhand der Blätter, idealerweise mit Hilfe eines Pflanzenbestimmungsbuchs.

Vor Verwechslungen ist man beim Wiesenkerbel ebenfalls nicht gefeit, dieser kann leicht mit dem hochgiftigen Schierling verwechselt werden. Auch hier sollte man sich anhand von mitgeführter Literatur informieren, im Zweifelsfall sollte man eine nicht sicher bestimmbare Pflanze links liegen lassen.

Sammeln Sie nur an trockenen Tagen

Die Erntezeit ist vom Wetter abhängig. Ein guter Erntezeitpunkt ist nach einer längeren Schönwetterperiode. Hat es längere Zeit geregnet, sollten ein bis zwei sonnige Tage abgewartet werden, ehe geerntet wird. Die günstigste Sammelzeit für Heilpflanzen ist der Vormittag an schönen, regenfreien Tagen, sobald der Tau von den Pflanzen abgetrocknet ist. Die Pflanzen dürfen nicht feucht sein, damit sie nicht verschimmeln.

Wurzeln sollten dagegen noch vor Sonnenaufgang geerntet werden, denn später beginnen die über Nacht in der Wurzel gelagerten Wirkstoffe wieder in die oberen Pflanzenteile zu strömen.

Wann werden welche Pflanzenteile gesammelt?

Jede Pflanze hat eine vom Frühjahr bis Herbst andauernde Vegetationsperiode. Für jeden Pflanzenteil gibt es einen bestimmten Zeitabschnitt im Jahr, in dem der Gehalt der Wirkstoffe am höchsten ist. Knospen werden im zeitigen Frühling geerntet, Blätter vor der Blütezeit und Sprossen im Herbst. Früchte sollten immer im reifen Zustand und Blüten zu Beginn der Blütezeit gesammelt werden. Samen sollten Sie erst von der Pflanze lösen, wenn die verwelkten Blütenstände bereits am Abtrocknen sind und die Samen sich von allein lösen. Wurzeln sammeln Sie am besten im zeitigen Frühjahr, sobald die Pflanze zu treiben beginnt oder im Herbst, wenn das Kraut abzureifen beginnt. Rinde, Harz und Saft werden hingegen im Frühsommer gesammelt, am besten bei zunehmendem Mond.

Je nach geografischer Breite und Höhenlage können Abweichungen der Blütezeiten von bis zu fünf Wochen auftreten. Kalkulieren Sie diese Verschiebung mit ein, wenn Sie z. B. im Gebirge Heilkräuter sammeln möchten.

Von diesen allgemeinen Regeln gibt es natürlich bestimmte Ausnahmen. So besitzen gerbstoffhaltige Pflanzen (z. B. Walnuss, Brombeeren) im Sommer den höchsten Wirkstoffgehalt in den Blättern und sollten dann geerntet werden.

Folgende Utensilien werden zum Ernten von Heilpflanzen benötigt

- luftiger Korb aus Weide oder anderem Geflecht
- scharfe Keramikschere
- stabiles, scharfes Keramikmesser
- Bindfaden (aus Schnur oder Bast, kein Metall)

Die Heilkräuter sollten beim Ernten nicht mit Kunststoff oder Metall in Berührung kommen.

Blüten werden am besten von Hand geerntet, dabei wird die gesamte Blüte mit Kelch gepflückt. Für die Ernte der Blätter schneidet man die Blätter mit den Stängeln mit der Schere ab und streift anschließend den Stängel ab.

Sträuße gleich vor Ort zusammenbinden

Sollten Sie ganze Pflanzen zum Trocknen benötigen, so können Sie diese gleich vor Ort zusammenbinden, um sie später zu Hause als Kräuterstrauß zum Trocknen aufzuhängen. 15 bis 20 Pflanzen in einem Sträußchen sind hierbei ausreichend. Schneiden Sie beim Zusammenbinden den Bindfaden nicht zu kurz, sondern lassen Sie zum späteren Aufhängen noch 30 Zentimeter überstehen. Zum Binden verwendet man Schnur oder Bast, auf keinen Fall Metalldraht.

Später muss nach einer gewissen Trockenzeit nachgebunden werden, da die Pflanzenstiele aufgrund des Wasserverlustes dünner werden.

Heilpflanzen richtig trocknen

Das Trocknen der Heilkräuter sollte so schnell wie möglich nach dem Sammeln erfolgen, um Schimmelbildung und andere Probleme zu vermeiden. Wie lange die jeweiligen Pflanzen trocknen müssen, ist vom Wassergehalt der Pflanzen abhängig. Vor der Trocknung sollten Heilpflanzen auf keinen Fall gewaschen werden, um zu verhindern, dass enzymatische Prozesse eingeleitet werden. Welke und unsaubere Blätter sollten dagegen entfernt werden, ansonsten sollten Pflanzen so unzerkleinert wie möglich getrocknet werden.

Zum Trocknen eignet sich z. B. ein staubfreier, luftiger, dunkler Dachboden. Ebenso tauglich ist eine gut belüftete, dunkle Abstellkammer. Eine gute Durchlüftung ist notwendig, damit die Feuchtigkeit, die beim Trocknen im Raum entsteht, entweichen kann. Die Trocknungstemperatur sollte weder zu warm noch zu kalt sein, so dass eine schonende Trocknung möglich ist.

In einem warmen Ofen oder an der Sonne sollten Sie die zarten Kräuter dagegen nicht trocknen. Werden die Heilkräuter in voller Sonne getrocknet, so verändern sich die Inhaltsstoffe (z. B. durch Oxidierung).

Eine Ausnahme bilden Wurzeln und Rindenstücke. Sie dürfen in der Sonne nachtrocknen. Auch ein Dörrgerät eignet sich zum Trocknen von Wurzeln, die Temperatur sollte hier maximal 50 °C betragen.

Blüten und andere Pflanzenteile locker ausbreiten

Zunächst werden die Pflanzenteile gründlich durchgesehen, von Fremdkörpern befreit und gut sortiert. Anschließend werden sie locker auf ein weißes Papier oder auf ein Tuch ausgebreitet. Legen Sie das Tuch oder Papier am besten auf ein Gitter, damit die Kräuter von unten Luft bekommen. Sie sollten während der Trocknungsphase die Pflanzenteile von Zeit zu Zeit kontrollieren und wenden. Die Schicht der zu trocknenden Pflanzenteile sollte nicht mehr als zwei Zentimeter hoch sein. Früchte werden extra luftig auf einem Tuch oder nur auf dem Gitter getrocknet, wobei sie nicht mit anderen Pflanzenteilen zusammengegeben werden sollten.

Die Pflanzenteile müssen gut durchtrocknen, sie dürfen jedoch nicht zerfallen, wenn Sie sie berühren.

Wurzeln vor dem Trocknen gut säubern

Wurzeln reinigen Sie vor dem Trocknen am besten gründlich mit Wasser und Bürste, um diese von Erde und anderen Anhaftungen zu befreien. Dicke Wurzeln werden der Länge nach gespalten und in kleine Stücke geschnitten. Im Gegensatz zu Blüten und anderen zarten Pflanzenteilen dürfen Wurzelstücke in der Sonne oder im Ofen nachdörren. Allerdings sollte die Temperatur 50 °C nicht übersteigen.

Pflanzenbündel mit Wuchsspitze nach unten hängen

Beim Sammeln zusammengebundene Kräutersträuße hängen Sie am besten kopfüber, mit der Wuchsrichtung nach unten, an eine Wäscheleine. Krautige Pflanzen mit dichtem Wuchs können Sie auch einzeln aufhängen, damit sie besser und schneller trocknen.

Wie lange sollten Heilkräuter trocknen?

Wie lange die einzelnen Pflanzen oder Pflanzenteile für ihre Trocknung benötigen, hängt von der Belüftung, der Umgebungstemperatur und der Feuchtigkeit der Luft ab. Ebenso ist die Wassermenge ausschlaggebend, die von den Pflanzen abgegeben wird. Einige Heilkräuter sind aufgrund ihres Zellaufbaus resistenter gegen Verdunstung als andere und benötigen daher mehr Zeit zum Trocknen.

Ein Heilkraut ist erst dann richtig und ausreichend getrocknet, wenn sich Blüten und Blätter beim Berühren trocken anfühlen und keine Feuchtigkeit mehr abgeben. Den Zeitpunkt, an dem die Trocknung abgeschlossen ist, erkennen Sie am besten daran, wenn die Heilkräuter knistern und sich die Stiele leicht abbrechen lassen. Die Pflanzen dürfen jedoch auf keinen Fall grau oder braun werden. Ein Zeichen für gute Qualität ist es, wenn Blüten und Blätter ihre ursprüngliche Farbe beibehalten haben. Wird der Raum, in dem die Pflanzen getrocknet werden, nicht ausreichend belüftet, kann es zu Schimmelbildung kommen. Angeschimmelte Kräuter dürfen nicht verwendet werden. Sie sollten dann das gesamte Material, das auf demselben Tuch getrocknet wurde, wegwerfen.

Richtiges Aufbewahren getrockneter Heilkräuter

Getrocknete Heilkräuter müssen richtig gelagert werden. Am besten geschieht dies in lichtundurchlässigen und aromakonservierenden Gefäßen an einem Lagerungsort, der vor Sonne, Wärme und Feuchtigkeit schützt.

Geeignete Gefäße zur Aufbewahrung

Hervorragend geeignet zur Aufbewahrung getrockneter Heilkräuter sind z. B. braune Glasflaschen (Apothekerflaschen), die es in ganz unterschiedlichen Größen zu kaufen gibt. Diese Flaschen sorgen für eine hohe Qualität der getrockneten Pflanzenteile, da sie deutlich weniger UV-Strahlung durchlassen als helle Glasflaschen. Dadurch werden v. a. empfindliche Inhaltsstoffe wie ätherische Öle geschützt, da diese ansonsten aufgrund der UV-Strahlung kontinuierlich verändert und abgebaut werden könnten. In Braunglasflaschen sind getrocknete Heilkräuter mindestens ein Jahr haltbar (Drogen mit ätherischen Ölen). Manche Heilpflanzen können sogar maximal drei Jahre verwendet werden (z. B. Drogen mit Flavonoiden als Hauptwirkstoffe).

Keramik ist ebenfalls ein sinnvolles Material für die Aufbewahrung getrockneter Pflanzen. Sie können z. B. Keramiktöpfe verwenden, diese sind zudem gegenüber Temperaturschwankungen relativ resistent. Unabhängig, welche Gefäße Sie zur Aufbewahrung von Heilpflanzen verwenden - Achten Sie stets darauf, dass die Gefäße richtig sauber und trocken sind, bevor Sie diese mit getrockneten Heilkräutern befüllen.

Der richtige Ort zum Lagern

Der optimale Ort zum Lagern getrockneter Pflanzen in den entsprechenden Gefäßen ist kühl und dunkel. So kommen bspw. trockene Keller, Speisekammern, Schränke oder Holzboxen als Speicherorte in Frage.

Hinweis

Bezüglich der im Folgenden gemachten Ausführungen darf der Leser darauf vertrauen, dass die Autorin große Sorgfalt darauf verwendet hat, dass die Angaben in diesem Buch dem neuesten Stand der Wissenschaft entsprechen.

Die Erkenntnisse in der Medizin und Pharmazie sind jedoch niemals statisch, sondern unterliegen einem fortlaufenden Entwicklungsprozess. Alle Angaben können von daher immer nur dem aktuellen Wissensstand zum Zeitpunkt des Erscheinens des Buchs entsprechen. Deshalb kann die Autorin für die gemachten Angaben keinerlei Verantwortung und Gewähr übernehmen.

Die Durchführung der in diesem Buch empfohlenen Anwendungen erfolgt auf eigene Gefahr des Benutzers. Die Autorin übernimmt keine Haftung für Personen-, Sach- und Vermögensschäden aufgrund der Ausführung der hier erteilten Ratschläge. Auch betreffend den angegebenen und empfohlenen Dosierungen für die genannten Heilpflanzen darf der Leser darauf vertrauen, dass die Autorin große Sorgfalt darauf verwendet hat, dass diese Angaben dem neuesten Stand der Wissenschaft entsprechen. Nichtsdestotrotz kann die Autorin für Angaben zu Dosierungsanweisungen keine Gewähr übernehmen. Jede Dosierung erfolgt auf eigene Gefahr des Benutzers.

Aber noch immer – oder auch gerade noch immer - gilt **Paracelsus'** berühmter Spruch: *„Alle Dinge sind Gift, und nichts ist ohne Gift; allein die Dosis macht, dass ein Ding ein Gift ist."*

Zubereitungen aus Heilkräutern

Die einfachste und bekannteste Zubereitung aus Heilkräutern ist die Anwendung als Tee. Es gibt jedoch weit mehr Anwendungsmöglichkeiten von Heilpflanzen - Bekannte Zubereitungen aus Heilkräutern sind bspw. Tinkturen, Salben, Cremes sowie die Anwendung in Form von Bädern. Die Anwendungsmöglichkeiten von Heilpflanzen sind also überaus vielfältig und breit gefächert. In Abhängigkeit von der erwünschten Wirkweise gibt es verschiedene Optionen, Heilkräuter zu verarbeiten. Einen Überblick über die einzelnen Zubereitungen liefern die folgenden Kapitel.

Pflanzenpuder

Für die Herstellung von Pflanzenpuder werden getrocknete Blätter oder Blüten in einem Mörser zerstoßen beziehungsweise zerrieben. Pflanzlicher Puder lässt sich zur Herstellung verschiedener Heilextrakte verwenden, die in Wasser gelöst oder direkt oral eingenommen werden. Ebenso lässt sich Pflanzenpuder in Salben und Cremes einsetzen.

Tee (Aufguss)

Die bekannteste Art, einen Tee zuzubereiten, ist der Aufguss. Dazu gießen Sie siedend heißes Wasser über die getrockneten Heilkräuter. Nach einer Wartezeit von 5 bis 15 Minuten können Sie den Tee durch ein Sieb geben. Je nach Heilkraut kann die entsprechende Wartezeit auch länger sein. Ebenso ist die zu verwendende Dosis von Heilpflanze zu Heilpflanze unterschiedlich.

Die Kanne für den Tee sollte möglichst aus Porzellan, Steingut oder Glas bestehen und über einen Deckel verfügen. Da einige wirkungsame Bestandteile sehr flüchtig sind, ist eine Abdeckung notwendig und sinnvoll. Auf diese Weise können flüchtige Substanzen an der Unterseite des Deckels kondensieren und durch Heruntertropfen dem Aufguss wieder zugeführt werden, so dass sie nicht verloren gehen. Ebenso empfiehlt es sich, Tees mit leicht flüchtigen Substanzen zügig zu trinken.

Fette Öle aus Samen und Früchten

Für die Herstellung von fetten Ölen aus Heilkräutern werden hauptsächlich Früchte oder Samen verwendet - wie z. B. beim Wildrosenkernöl. Allerdings ist diese Art der Ölgewinnung mittels einer speziellen Ölpresse sehr aufwendig.

Ölauszug

Medizinisch wirksame Öle erhalten Sie auch durch einen sogenannten Ölauszug, der idealerweise mit frischen Pflanzen hergestellt wird. Wenn Ihnen jedoch nur getrocknete Pflanzen zur Verfügung stehen, können Sie auch diese für einen Ölauszug verwenden. Zur Herstellung geben Sie die entsprechenden Pflanzenteile in Sonnenblumenöl, Olivenöl oder in ein anderes gutes Pflanzenöl und dann in ein dicht verschließbares Gefäß. Lassen Sie das Gefäß mit dem Öl-Kräuter-Gemisch einige Tage in der Sonne stehen. Während dieser Zeit sollten Sie die Mischung täglich schütteln, damit sich die Wirkstoffe gut ins Öl verteilen können. Als Basisöl können Sie bspw. auch Aprikosenkernöl oder Sesamöl verwenden.

Kaltwasserauszug (Mazerat)

Für diese Art der Zubereitung geben Sie die getrockneten Pflanzenteile in einen Behälter mit kaltem Wasser. Decken Sie anschließend den Behälter zu und stellen ihn an einen dunklen Ort. Je nach Heilkraut kann die Wartezeit ein Tag bis mehrere Wochen dauern.

Kaltansätze werden bei bestimmten Drogen, z. B. bei Eibischwurzeln aufgrund ihres Schleimgehaltes hergestellt - Der Schleim würde sich beim Erhitzen zersetzen. Auch bei Sennesblättern werden Kaltwasserauszüge hergestellt, wegen der Gefahr unerwünschter Überdosierungen an Anthranoiden (abführende Bestandteile).

Dekokt

Ein Dekokt (von lat. decoctus = abgekocht) - auch Abkochung oder Absud genannt - ist ein wässriger Extrakt, der durch Kochen von festen Drogen wie Wurzeln, Rinden und Hölzern gewonnen wird. Ein Dekokt wird mit kaltem oder heißem Wasser (es wird ungefähr die zehnfache Wassermenge im Vergleich zur Pflanzendroge genommen) und den entsprechenden Pflanzenteilen wie Wurzelstücken, Rinde und Hölzern angesetzt und erst dann zum Kochen gebracht. Die Ausgangs- und die Kochtemperatur hängen von der Art des Pflanzenteils bzw. des Heilkrauts ab. Nach einer Kochzeit von üblicherweise 30 Minuten wird abfiltriert.

Tinkturen

Tinkturen sind flüssige Zubereitungen, die üblicherweise aus getrocknetem pflanzlichem Material hergestellt werden.

Tinkturen werden durch Mazeration, Perkolation, oder, in begründeten Fällen, durch andere Methoden unter Verwendung von Ethanol geeigneter Konzentration hergestellt.

Tinkturen werden üblicherweise aus 1 Teil Droge und 10 Teilen Extraktionsflüssigkeit oder aus 1 Teil Droge und 5 Teilen Extraktionsflüssigkeit hergestellt.

Beispiele für Tinkturen, die in Arzneibüchern beschrieben sind, sind Arnikatinktur, Baldriantinktur und Myrrhentinktur.

Extrakte

Extrakte sind konzentrierte Zubereitungen von flüssiger, trockener oder zähflüssiger Beschaffenheit, sie werden üblicherweise aus getrocknetem pflanzlichem Material hergestellt.

Bei manchen Zubereitungen kann das zu extrahierende Material einer Vorbehandlung unterzogen werden.

Extrakte werden durch Mazeration, Perkolation oder, in begründeten Fällen, durch andere geeignete Methoden unter Verwendung von Ethanol oder eines anderen geeigneten Lösungsmittels hergestellt.

Bei Extrakten unterscheidet man Fluidextrakte, zähflüssige Extrakte und Trockenextrakte.

Getränke mit Kräutern

Leckere Kräutergetränke sind zum Beispiel Kräuter-Milchshakes oder Kräuter-Smoothies. Zutaten können zum Beispiel Brennnesseln, Löwenzahn, Gänseblümchen oder andere wertvolle Heilkräuter sein. Diese werden in einem elektrischen Mixer zusammen mit leckeren Obststücken nach Wahl zerkleinert und verrührt. Dazu geben Sie je nach Wunsch entweder Milch oder Mineralwasser.

Salben

Salben sind halbfeste Zubereitungen, die zur Anwendung auf der Haut oder den Schleimhäuten bestimmt sind. Salben müssen von gleichmäßiger Struktur sein, es dürfen keine größeren Teilchen darin vorkommen.

Salben im engeren Sinn sind Zubereitungen, die keine wässrige Phase enthalten.

Typische Grundlagen für die Herstellung von Salben sind Hartparaffin, dickflüssiges und dünnflüssiges Paraffin, Vaseline, pflanzliche Öle oder tierische Fette, synthetische Glyceride, Wachse und flüssige Polyalkylsiloxane.

Herstellung

Zur Herstellung von Salben werden in der Regel alle festen Bestandteile auf einem Wasserbad aufgeschmolzen und die flüssigen Komponenten eingerührt, bis eine einheitliche Schmelze entstanden ist.

Anschließend wird bis zur Abkühlung auf Raumtemperatur kaltgerührt.

Zeitgemäße Salben bestehen häufig aus Kokosöl, in mittelalterlichen Rezepturen nach Hildegard von Bingen wird bevorzugt Schweineschmalz verwendet. Schweineschmalz ist sehr verträglich, auch können Kräuterauszüge gut in Schweineschmalz eingearbeitet werden.

Da Schweineschmalz jedoch sehr schnell ranzig wird, zudem einen charakteristischen - von vielen Menschen als unangenehm empfundenen - Eigengeruch besitzt und außerdem aufgrund seiner tierischen Herkunft von vielen Menschen als ethisch bedenklich angesehen wird, wird Schweineschmalz als Salbengrundlage so gut wie nicht mehr eingesetzt.

Salbengrundrezept mit Kokosöl

Zutaten

- 30 g Kokosöl
- 10 g Bienenwachs
- 3 bis 10 g Heilkräuterpulver

Zubereitung

Bereiten Sie die Salbe am besten unter Zuhilfenahme eines Wasserbades zu. Auf diese Weise erhält man kontrollierbare Temperaturen, wodurch eine Schädigung der Substanzen durch Überhitzung ausgeschlossen wird. Die Salbe selbst wird in einer hitzebeständigen Salbenrührschale (sog. Fantaschale) angefertigt, welche man in das Wasserbad stellt.

Bringen Sie das Bienenwachs im Wasserbad zum Schmelzen. Erwärmen Sie das Kokosöl ebenfalls, damit alle Komponenten eine ähnliche Temperatur haben. Verrühren Sie anschließend alle Zutaten - auch das Heilkräuterpulver - miteinander und rühren Sie die Mischung, bis die Salbe Raumtemperatur erreicht hat.

Füllen Sie die Salbe vorzugsweise in ein speziell für Salben vorgesehenes Gefäß (eine Kruke) oder in eine Tube. Kruken und Tuben können Sie in der Apotheke kaufen.

Beschriften Sie das Gefäß mit dem Datum der Herstellung sowie mit den Komponenten der Salbe.

Bewahren Sie die Salbe im Kühlschrank auf und brauchen Sie diese innerhalb von vier bis sechs Wochen auf.

Salbengrundrezept mit Sheabutter

Zutaten

- 20 g Sheabutter
- 5 g Ölauszug aus gewünschtem Heilkraut
- Einige Tropfen ätherisches Öl, Duft nach Wahl

Zubereitung

Geben Sie die Sheabutter in eine Fantaschale und erhitzen Sie das Gefäß mit der Sheabutter in einem Wasserbad, bis die Sheabutter flüssig wird. Geben Sie den Ölauszug dazu. Mischen Sie anschließend den warmen Ölauszug gut mit der Sheabutter und rühren Sie die Salbe, bis sie kalt ist. Geben Sie dann das ätherische Öl dazu. Füllen Sie die fertige Salbe in ein Gefäß und beschriften Sie dieses vorschriftsmäßig (Datum der Herstellung, Inhalt).

Geben Sie die Salbe in den Kühlschrank und brauchen Sie diese innerhalb von vier bis sechs Wochen auf.

Bäder

In der Volksmedizin, aber auch in der modernen Naturheilkunde, werden Bäder mit Heilkräutern oder mit Auszügen aus ihnen in Form von Teilbädern (für Beine, Füße oder Arme) oder als Vollbad eingesetzt. Die Temperatur der Bäder beträgt meist 35 bis 37 °C und sollte 37 °C nicht übersteigen. Höhere Temperaturen sollten nicht gewählt werden, um den Kreislauf und das Herz nicht unnötig zu belasten. Die Dauer eines Vollbades sollte nicht länger als zwanzig Minuten dauern, da die Wärme den Körper ermüdet und den Kreislauf belastet.

Sofern in den einzelnen Rezepturen keine anderen Angaben gemacht werden, sind für ein Kräutervollbad für einen Erwachsenen 500 Gramm Heilkräuter vorgesehen. Für ein Kind ist die halbe Menge ausreichend. Nach dem Bad sollte eine Nachruhezeit von mindestens dreißig Minuten eingeplant werden.

Die Zubereitung eines Kräuterheilbads erfolgt in zwei Stufen. Bereiten Sie zunächst einen konzentrierten Absud oder Aufguss vor, für den die angegebene Menge Heilpflanze in vier bis fünf Litern Wasser aufgekocht wird. Anschließend seihen Sie die Flüssigkeit ab und filtrieren Sie diese. Erst dann wird diese dem warmen Badewasser zugegeben.

Wichtige Heilkräuter und ihre Anwendung

Bohnenkraut (Satureja-Arten)

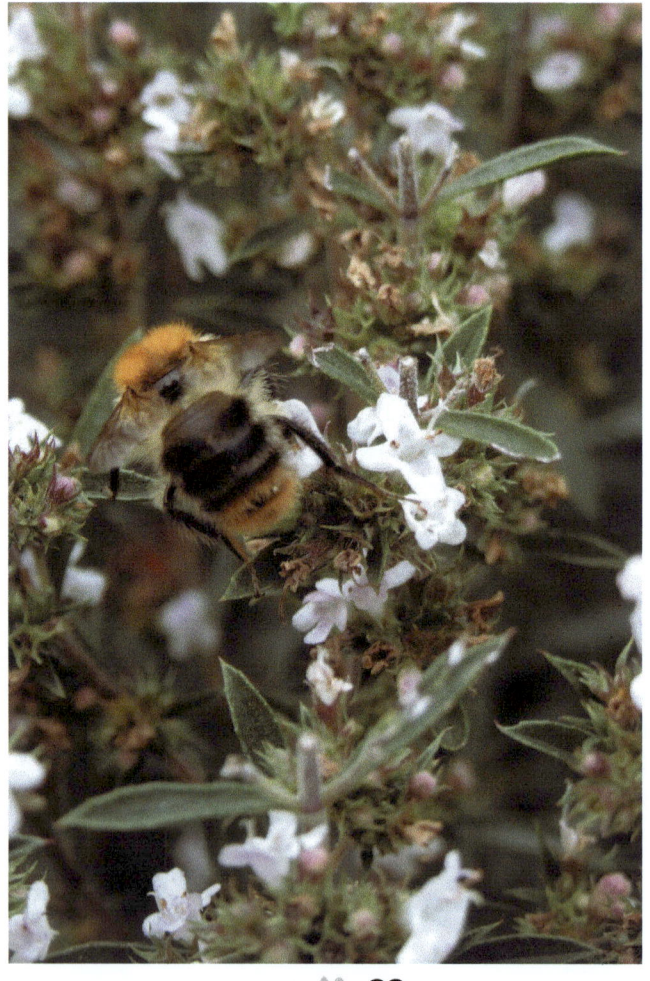

Bohnenkraut gehört zur Familie der Lippenblütler (lat. **Lamiaceae**).

Bohnenkraut hat ganz unterschiedliche Herkunfts- und Verbreitungsgebiete. Es gibt zahlreiche Arten, von denen das Sommerbohnenkraut und das Winterbohnenkraut am häufigsten zu finden sind. Das Sommer-Bohnenkraut (lat. Satureja hortensis, Garten-Bohnenkraut) stammt aus dem östlichen Mittelmeergebiet. Das Winter-Bohnenkraut (lat. Satureja montana, Berg-Bohnenkraut) ist dagegen in Südeuropa beheimatet.

In Mitteleuropa ist Bohnenkraut in einigen Teilen Österreichs und Deutschlands anzutreffen, es bevorzugt karge Böden und wächst bspw. an Bahndämmen und Äckern. Weiter wird Bohnenkraut in Gärten oder auf Feldern kultiviert. Dies entspricht einer langen Tradition, bereits im 9. Jahrhundert wurde das Sommer-Bohnenkraut von Mönchen in Klostergärten angebaut.

Bohnenkräuter sind krautige Pflanzen oder Zwergsträucher. Das Sommer-Bohnenkraut ist einjährig und kann eine Wuchshöhe von ca. 55 cm erreichen. Das Winter-Bohnenkraut ist dagegen zwei- oder mehrjährig und kann bis 70 oder 80 cm hoch werden. Die Blätter beider Bohnenkräuter sind lanzettenförmig und kurz gestielt. Beim Sommer-Bohnenkraut sind die Blätter weich und leicht behaart, beim Winter-Bohnenkraut ledrig und fest.

Beide Bohnenkraut-Arten blühen von Juni bis Anfang Oktober, die Blüten sind von weißer, zartrosa bis blauvioletter Farbe.

Berg-Bohnenkraut schmeckt wesentlich intensiver und schärfer als Garten-Bohnenkraut, was auf eine höhere Konzentration der wirksamen Inhaltsstoffe beim Berg-Bohnenkraut zurückzuführen ist. Aus diesem Grund wird auch hauptsächlich das Berg-Bohnenkraut als Arzneipflanze verwendet.

Inhaltsstoffe und Wirkung von Bohnenkraut

Bohnenkraut enthält vor allem ätherisches Öl, Gerbstoffe, Terpene (Carvacrol und Thymol), Schleimstoffe und Cymol (ein aromatischer Kohnenstoff).

Bohnenkraut hat v. a. positive Wirkungen auf den Magen-Darm-Trakt, so wirkt es appetitanregend, magenstärkend, verdauungsfördernd, blähungstreibend sowie krampflösend bei Magen-Darm-Beschwerden. Aufgrund seines Gehaltes an Gerbstoffen kann Bohnenkraut auch bei Durchfall eingesetzt werden. Bohnenkraut wirkt ferner entzündungswidrig und antibakteriell. Frisches Bohnenkraut eignet sich aufgrund seiner entzündungshemmenden Wirkung z. B. zur Behandlung von Insektenstichen.

In der Aromatherapie wird Bohnenkraut gegen Energielosigkeit und Abgeschlagenheit eingesetzt.

Anwendungsgebiete von Bohnenkraut in der Naturheilkunde

Bohnenkraut war bereits im Mittelalter bekannt. Es wurde vor allem als Gewürz und als Heilkraut bei Verdauungsbeschwerden verwendet. Außerdem wurde es bei Schlafstörungen und Kopfschmerzen eingesetzt.

Frischer Bohnenkrautsaft

Um frischen Saft aus Bohnenkraut zu gewinnen, wird das Kraut gepresst. Der Saft soll laut Überlieferungen der Volksheilkunde Ohrenschmerzen lindern, man sollte den Saft jedoch vorsichtig in das betroffene Ohr träufeln. Verwenden Sie aber nur wenige Tropfen des frischen Presssaftes.

Bohnenkrauttee

Für die Herstellung von Tee benötigen Sie zwei Teelöffel klein gehacktes, getrocknetes oder frisches Bohnenkraut, das Sie mit 150 ml kochendem Wasser übergießen. Anschließend lassen Sie den Tee 10 bis 15 Minuten ziehen. Man trinke täglich zwei Tassen Bohnenkrauttee.

Bohnenkrauttee wirkt krampflösend, verdauungsfördernd und blähungstreibend und wird deshalb v. a. bei Krämpfen im Magen-Darm-Bereich, bei Magenverstimmung, Erbrechen, Appetitlosigkeit sowie bei Blähungen eingesetzt. Dank der enthaltenen Gerbstoffe wirkt Bohnenkrauttee auch bei Durchfall.

Volksmedizinisch wird Bohnenkrauttee bei Halsschmerzen sowie bei festsitzendem Husten eingesetzt. Zur Behandlung von Husten, der sich nicht lockern mag, sowie bei anderen Atemwegsbeschwerden wird der Tee mit Honigwasser und etwas Wein vermischt. Zum Gurgeln wird kalter Bohnenkrauttee verwendet.

Voll- oder Teilbäder mit Bohnenkrautabsud

Für ein Vollbad kochen Sie eine Handvoll frisches Bohnenkraut in zwei Litern Wasser auf, lassen es darin fünf Minuten ziehen und seihen danach ab. Geben Sie den Absud anschließend in das Badewasser und rühren gut um. Bohnenkrautbäder wirken adstringierend und antiseptisch. Bäder mit Bohnenkraut entfalten auch eine Anti-Stress-Wirkung, sie schenken Wohlbefinden, Erholung und wirken zudem hautstraffend.

Gesichtsdampfbad mit Bohnenkraut

Für ein Gesichtsdampfbad nehmen Sie - wie für ein Vollbad - eine Handvoll frisches Bohnenkraut für zwei Liter Wasser, kochen alles gut in einem Topf auf und stellen Sie alsdann den dampfenden Topf auf ein Brettchen. Halten Sie Ihr Gesicht anschließend über den Dampf. Lassen Sie hier aber Vorsicht walten und legen sich am besten - um Verbrühungen zu vermeiden - ein Handtuch über den Kopf, damit der Dampf nicht zu sehr entweichen kann. Ein Dampfbad mit Bohnenkraut pflegt unreine und fettige Haut. Es reguliert die Talgproduktion und wirkt entzündungshemmend. Nach dem Dampfbad waschen Sie Ihr Gesicht mit kaltem, klarem Wasser, um die Hautporen wieder zu schließen und die Hautgefäße zusammenzuziehen.

Bohnenkraut in der Küche

Bohnenkraut gehört als klassischer Bestandteil der Kräuter der Provence zu den wichtigsten Küchenkräutern. Bohnenkraut schmeckt kräftig mit leicht scharfer Note. Winter-Bohnenkraut schmeckt intensiver als Sommer-Bohnenkraut - wie obenstehend bereits erwähnt.

Bohnenkraut wird v. a. in Gerichten mit Hülsen-früchten wie Bohnen oder Linsen verwendet, da es diese verdaulicher macht, indem es Blähungen und Krämpfe im Magen-Darm-Bereich vorge-beugt und bekämpft. Bei Bohnengerichten ver-stärkt Bohnenkraut den Geschmack der Bohnen, das Bohnenkraut kann hierbei sowohl in getrock-neter als auch in frischer Form zugegeben wer-den. Verwenden Sie Bohnenkraut jedoch immer sparsam und bedenken Sie, dass es im Gegen-satz zu anderen Kräutern sein Aroma erst richtig entfaltet, wenn es von Beginn an in den Speisen mitgekocht wird. Sein Aroma geht dabei nicht verloren. Mitunter wird empfohlen, das Bohnen-kraut wegen seines intensiven und dominanten Geschmacks vor dem Verzehr des jeweiligen Ge-richts zu entfernen - dies ist aber dem individuel-len Geschmacksempfinden überlassen.

Bohnenkraut schmeckt außer zu Hülsenfrüchten besonders gut in Eintöpfen, zu Fischarten wie Karpfen und Makrele, zu Fleischarten wie Lamm und Schwein sowie zu allen Arten von Gemüse-und Kartoffelgerichten. Bei Rohkostzubereitun-gen wie z. B. Tomaten- oder Gurkensalat sollte unbedingt frisches Bohnenkraut verwendet wer-den. Bohnenkraut verträgt sich bestens mit den anderen Gewürzen der Provence, - Basilikum, Oregano, Rosmarin und Thymian - schmeckt aber auch hervorragend zu Knoblauch, Zwiebeln oder Dill.

Borretsch (Borago officinalis)

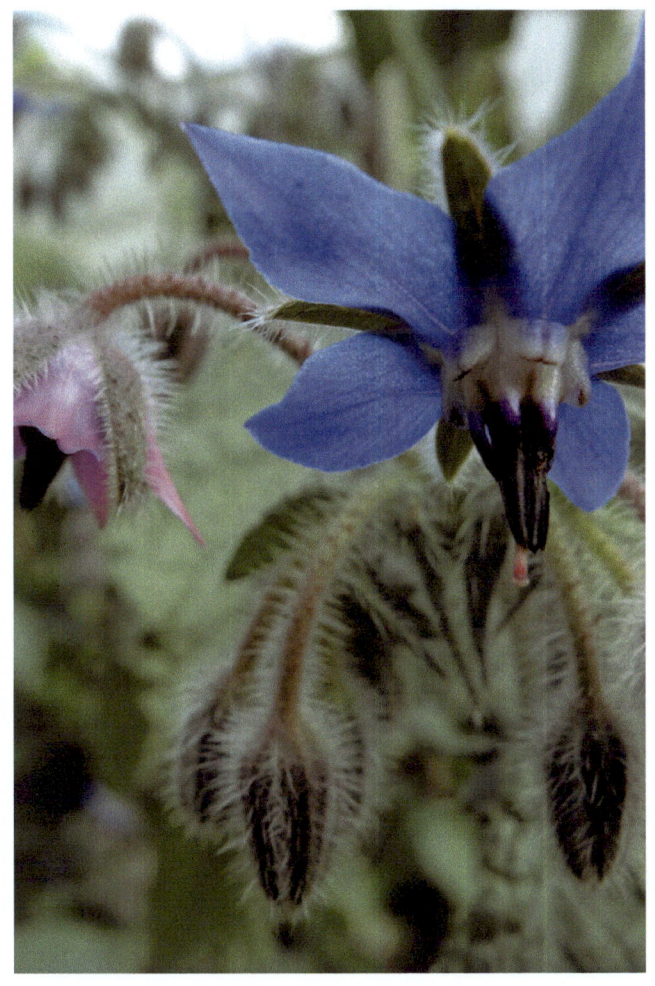

Ursprünglich kommt Borretsch (lat. **Borago officinalis**) aus dem Mittelmeerraum und war dort bereits bei den alten Griechen und Römern bekannt. Erst im späten Mittelalter gelangte Borretsch auch nach Mitteleuropa und hielt dort in vielen Bauerngärten Einzug. Zum Teil wurde er auch in Klostergärten kultiviert. Heute finden wir ausgewilderte Borretschpflanzen auf Öd- und Brachland. Ansonsten ist er in Gärten zu finden, wo er gerne ausgesät wird. Die Pflanze neigt zur Selbstaussaat, so dass sie uns jedes Jahr aufs Neue erfreut.

Borretsch gehört zur Familie der Raublattgewächse (lat. Boraginaceae) und ist eine einjährige Pflanze. Charakteristisch sind seine rauen, haarigen, ovalen, fleischigen Blätter. Diese verströmen einen leichten Geruch nach Gurken, weshalb das Kraut im Volksmund auch Gurkenkraut genannt wird. Die Blätter enthalten reichlich ätherisches Öl. Borretsch kann eine durchschnittliche Wuchshöhe von 50 bis 100 cm erreichen.

Von Mai bis in den September hinein bildet er strahlend blaue bis violette, sternförmige Blüten, die aus fünf grünlichen Kelchblättern, fünf blauen Kronblättern und fünf violetten Staubblättern bestehen. Die Kronblätter sind zunächst rosafarben und färben sich erst später durch Änderung des pH-Werts leuchtend blau - während der Übergangszeit kann man auf einer Borretschpflanze bisweilen rosafarbene und blaue Blüten bewundern.

Inhaltsstoffe und Wirkung von Borretsch

Borretsch enthält Schleimstoffe, Saponine, Gerbstoffe, ätherisches Öl, Kieselsäure, Vitamin C, Harze und Pyrrolizidinalkaloide. In den Borretschsamen befinden sich Gamma-Linolensäure und Omega-6-Fettsäuren.
Borretsch wirkt schleimlösend, harntreibend, nervenstärkend und kühlend.

Anwendungsgebiete von Borretsch in der Naturheilkunde

Heilkundige setzten früher vor allem das Kraut des Borretschs ein. Heute wird jedoch von der innerlichen Anwendung abgeraten, da Borretschkraut Pyrrolizidinalkaloide enthält, die leberschädigend wirken und bei Verzehr über einen längeren Zeitraum auch Leberkrebs auslösen können. Im Gegensatz zu den Blättern enthalten Blüten und Samen des Borretschs sowie das aus den Samen gepresste Borretschöl keine oder nur Spuren der schädlichen Pyrrolizidinalkaloide und können deshalb verzehrt werden. Von einer übermäßigen Verwendung ist jedoch abzuraten.

Borretschsamenöl

Das Samenöl des Borretschs enthält große Mengen fettes Öl, hauptsächlich Gamma-Linolensäure und Linolsäure. Das Öl eignet sich deshalb besonders gut zur Behandlung von Hautproblemen wie Neurodermitis, trockener Haut und sehr empfindlicher, reizbarer Haut. Das Öl wirkt juckreizmildernd und entzündungshemmend.

Brennnessel (Urtica dioica)

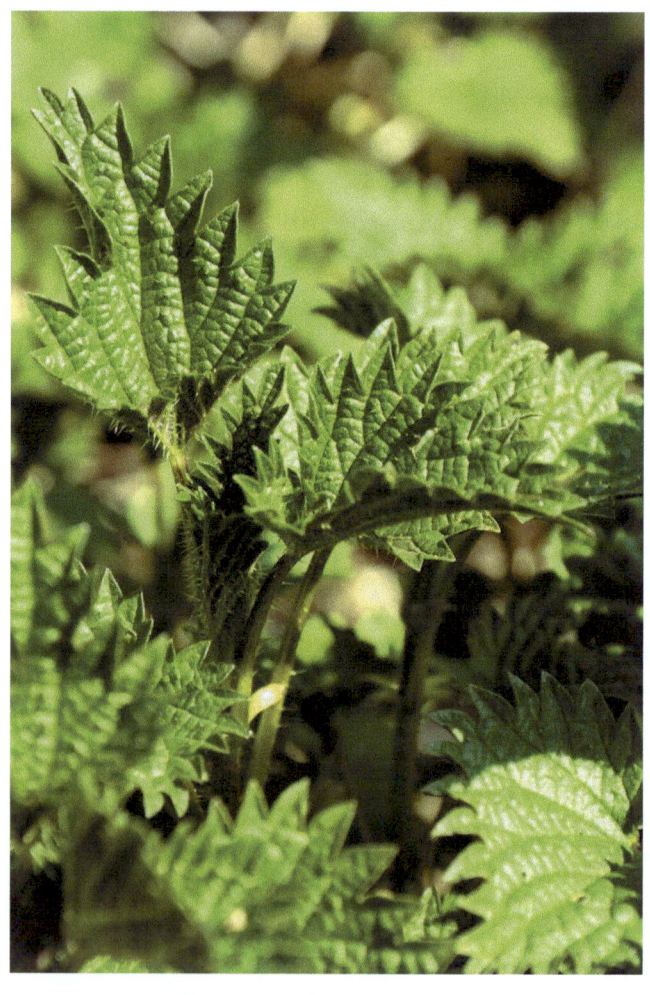

Die Große Brennnessel (lat. **Urtica dioica**) sowie die Kleine Brennnessel (lat. **Urtica urens**) stammen ursprünglich aus Mitteleuropa. Heute sind beide Brennnesselarten bis weit nach Asien verbreitet. In einigen Regionen Südeuropas ist die Brennnessel ebenso anzutreffen, jedoch nur vereinzelt. In unseren Breiten ist sie überall dort anzutreffen, wo sie stickstoffreiche Böden findet, die ausreichend feucht sind. Deshalb gilt sie als sogenannter Stickstoffanzeiger. Sie ist häufig in der Nähe von Teichen, Flüssen und Tümpeln, in Parks und auf nährstoffhaltigem Brachland anzutreffen. Als Heilpflanze wird v. a. die Große Brennnessel verwendet, mitunter jedoch auch die Kleine Brennnessel. Die Brennnessel kann Wuchshöhen von 40 bis 320 cm erreichen. Ihre leicht herzförmigen Blätter sind auffällig gezähnt und laufen spitz zu. Sie können bis zu 15 cm breit und bis zu 20 cm lang werden. Ihre Oberfläche ist stark strukturiert. An den Stängeln und den Blättern befinden sich sogenannte Brennhaare, die leicht brechen. Sie enthalten vor allem Ameisensäure, Kieselsäure und Amine (z. B. Histamin). Die Brennnessel blüht von Juli bis Ende Oktober. Sie bildet dezente Blüten, angeordnet in einer Rispe. Die Farbe der Blüten variiert zwischen cremeweiß, grün und hellbraun. Die einzelnen Blüten sind nur 1,5 mm groß und deshalb nur als Verbund in der Rispe richtig wahrnehmbar. Als Samen bildet sie ca. 1 mm lange Nussfrüchte aus. Diese sind grün und enthalten jeweils einen einzigen Samen, der meist eiförmig ist. Die kräftige Wurzel der ausdauernden Pflanze ist bis zu 70 cm tief.

Inhaltsstoffe und Wirkung von Brennnesselkraut

Die Brennnessel enthält Flavonoide, Chlorophyll, Carotinoide, Kieselsäure, Histamin, Gerbstoffe, Ameisensäure, Essigsäure, Kalium, Kaffeesäuren, Silizium, Sterole, Vitamine der B-Gruppe, Vitamin C.

Die Heilpflanze wird oft als lästiges Unkraut abgetan und von vielen Menschen unterschätzt.

Doch ihre zahlreichen wertvollen Inhaltsstoffe machen sie zu einem wichtigen Heilkraut, das v. a. bei Nieren- und Harnwegserkrankungen hilfreich ist. Brennnesselkraut wirkt v. a. diuretisch (harntreibend). Auch bei rheumatischen Beschwerden wird Brennnesselkraut innerlich und äußerlich eingesetzt.

Inhaltsstoffe und Wirkung der Brennnesselwurzel

Die Brennnesselwurzel enthält neben Gerbstoffen v. a. β-Sitosterol.

Brennnesselwurzel wird wie Brennnesselkraut als harntreibende Heilpflanze eingesetzt, v. a. aber bei benigner Prostatahyperplasie (gutartiger Vergrößerung der Prostata). Auch bei Harnentleerungsstörungen wird die Brennnesselwurzel erfolgreich eingesetzt. Für die positive Wirkung auf die Prostata ist das β-Sitosterol verantwortlich.

Aufgrund des Gehaltes an Gerbstoffen wird Brennnesselwurzel gelegentlich als Adstringens und Gurgelmittel eingesetzt.

Anwendungsgebiete der Brennnessel in der Naturheilkunde

In der Volksmedizin wird Brennnesselkraut als blutbildendes, blutreinigendes, wassertreibendes Heilmittel eingesetzt sowie als hautreizendes, entzündungshemmendes, stoffwechselanregendes, krampflösendes, immunstimulierendes und stärkendes Mittel.

Auch wird die Brennnessel in der Volksmedizin zur Entschlackung und Entgiftung im Rahmen von Frühjahrskuren verwendet. Weiter hilft sie bei Erschöpfungszuständen.

Viele der heutigen Anwendungsgebiete der Brennnessel sind auf Erkenntnisse aus früher Zeit zurückzuführen. So war die Brennnessel ein begehrtes Arzneimittel bei vielen Beschwerden, da sie weit verbreitet war und daher ohne Kosten und Mühen geerntet werden konnte. Das Heilkraut wurde schon sehr früh für innere und äußere Anwendungen eingesetzt. Beispielsweise wurden zerstoßene Brennnesselblätter mit Salz vermengt und als Pflaster verwendet, die besonders bei Hundebissen und anderen Hautverletzungen Verwendung fanden. Ebenso wurden die Pflaster bei Hautschwellungen und Beulen empfohlen. Auch die Äbtissin Hildegard von Bingen kannte die Brennnessel und empfahl sie besonders als Gemüse zur Reinigung des Magens.

Brennnesseltee aus frischem oder getrocknetem Kraut

Für eine Kur mit Brennnesseltee wird ca. 1,5 g klein geschnittenes Brennnesselkraut mit etwa 150 ml heißem Wasser übergossen und nach etwa zehn Minuten abgeseiht. 3-4mal täglich wird eine Tasse frisch bereiteter Tee getrunken. Eine kurmäßige Anwendung erfolgt über einen Zeitraum von vier Wochen.

Brennnessel kann außerdem jedem anderen Kräutertee beigemengt werden, insbesondere in Kombination mit anderen harntreibenden Heilpflanzen wird Brennnesselkraut geschätzt.

Brennnesseltee darf nicht bei Ödemen infolge eingeschränkter Nieren- und Herztätigkeit getrunken werden.

Brennnesseltee als Haarspülung

Geben Sie nach der Haarwäsche Tee aus Brennnesseln auf die Kopfhaut. Aufgrund der durchblutungsfördernden Wirkung der Brennnessel hilft die Haarspülung bei fettigem Haar, bei Schuppen sowie bei Juckreiz der Kopfhaut. Außerdem erhalten die Haare einen wunderschönen Glanz.

Brennnesselpresssaft

Brennnesselsaft wird mit Wasser oder Tee verdünnt eingenommen und kann zum Beispiel die Behandlung von Gicht und Rheuma unterstützen. Zudem eignet sich Brennnesselpresssaft für Entgiftungs- oder Entschlackungskuren, die insbesondere im Frühling durchgeführt werden.

Brennnessel in der Küche

Aufgrund ihres charakteristisches Geschmacks und ihrer wertvollen Inhaltsstoffe ist die Brennnessel auch in der Küche beliebt, zum Beispiel zur Herstellung eines leckeren Brotaufstrichs. Hierzu nehmen Sie etwas Olivenöl, 100 g weiche Butter, eine zerdrückte Knoblauchzehe, etwas Salz und Zitrone. Verrühren Sie die Zutaten gut und mengen 200 g gehackte Brennnesseltriebspitzen oder junge Brennnesselblätter unter. Sie können die gehackten Brennnesselblätter auch zuvor leicht andünsten. Bestreichen Sie damit eine Scheibe Brot und garnieren Sie das Brot mit Gänseblümchen, Borretschblüten oder Ringelblumenblüten.

Die Brennnessel ist auch als Bestandteil von Smoothies empfehlenswert, weiter als Komponente von Suppen oder Salaten. Auch als Zusatz zu Spinat mundet Brennnessel. Aber auch ohne die Zugabe von Spinat werden die Blätter oder Blüten der Brennnessel gekocht und ergeben auf diese Weise den sogenannten „Brennnesselspinat". In roher Form ergeben besonders die jungen Triebe der Brennnessel einen wohlschmeckenden, nährstoffreichen Wildkräutersalat. Auch in Püree- und Polentagerichten sowie in Pesto schmeckt die Brennnessel. Als Zutat zu Käsespezialitäten wird die Brennnessel ebenfalls geschätzt. Brennnesselsuppen sind traditionell dagegen eher in Nord- und Osteuropa verbreitet.

Dill (Anethum graveolens)

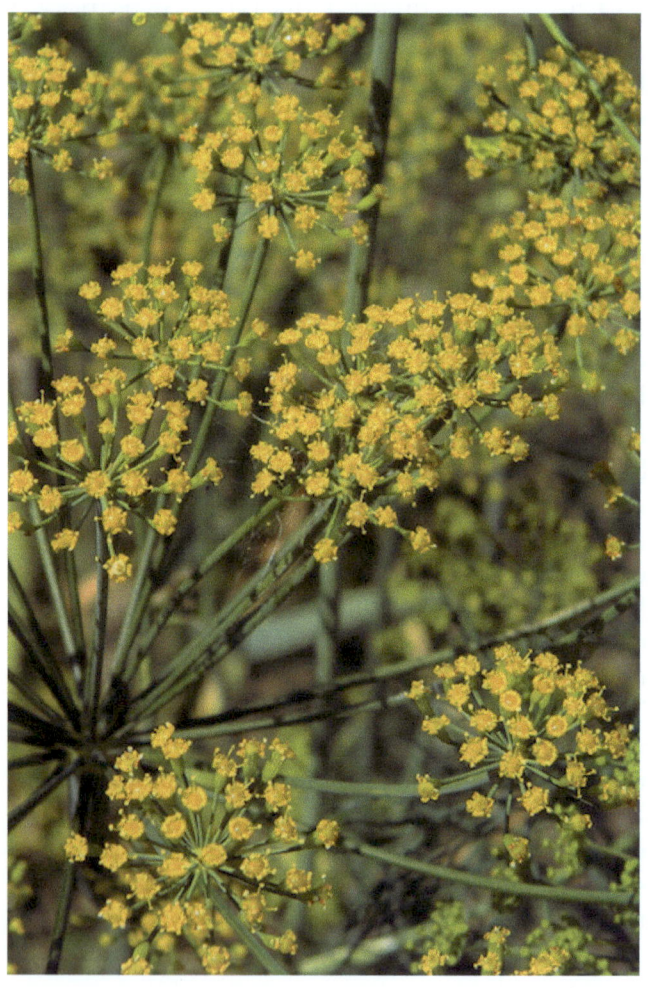

Dill (lat. **Anethum graveolens**) ist ein Heil- und Würzkraut, das bereits bei den antiken Völkern bekannt und geschätzt war. Die Heilpflanze stammt vermutlich aus Vorderasien. Von dort wurde Dill zunächst nach Südeuropa eingeschleppt, bevor er nach Mitteleuropa gelangte, wo er bis heute kultiviert wird. Früher und auch heute noch gehört Dill zu den Heil- und Gewürzkräutern der meisten Klostergärten. Heutzutage wird Dill weltweit angebaut.

Die würzige Pflanze gehört zur Familie der Doldenblütler (lat. Apiaceae). Sie ist einjährig, kann aber durchaus Wuchshöhen von maximal 1,30 m erreichen. Als typischer Tiefwurzler hat Dill schmale, spindelförmige Wurzeln. Er besitzt außerdem gefiederte Blätter, die sehr weich sind und an kleine Nadeln erinnern. Diese können bis zu 30 cm groß werden und besitzen sogenannte Ölgänge, in denen ätherisches Öl gespeichert wird.

Das Heilkraut blüht von Juli bis Ende August in Blütendolden, die durchschnittlich 10 bis 15 cm groß werden. Eine Dolde enthält maximal 25 kleine Blüten mit charakteristisch gelb gefärbten Kronblättern. Nach der Blüte entwickeln sich daraus sogenannte Spaltfrüchte, die in zwei geflügelte Teilfrüchte zerfallen, so dass sie leicht vom Wind weggetragen werden können.

Inhaltsstoffe und Wirkung von Dill

Dill verfügt über ätherisches Öl mit Anteilen an Carvon, Limonen, Phellandren, Terpinen und Apiol. Weiterhin enthält Dill Flavonoide, Gerbstoffe, Mineralstoffe (Calcium, Kalium, Natrium) und Proteine.

Als Heilmittel werden die Blätter und Samen verwendet, in der Küche auch die Blüten. Der würzigen Pflanze wird unter anderem eine krampflösende, magenstärkende, blähungstreibende, appetitanregende und verdauungsfördernde Wirkung zugeschrieben.

Anwendungsgebiete von Dill in der Naturheilkunde

In der Pflanzenheilkunde ist Dill ein altbewährtes Arzneimittel. Bereits in der Antike haben sich z. B. die Schaukämpfer und Gladiatoren aufgrund der wundheilenden und schmerzlindernden Wirkung mit Dillöl eingerieben und in Ägypten wurde Dill zur Linderung von Kopfschmerzen eingesetzt.

Die Kräuterbücher des Mittelalters verzeichnen, dass ein Sud aus den Samen äußerlich zur Wundheilung eingesetzt wurde. Das Kraut wurde zudem hauptsächlich bei Durchfällen, Völlegefühl, Blähungen sowie bei Milchbildungsschwierigkeiten eingenommen. Heutzutage wird Dill bei Verdauungsstörungen mit Blähungen und Völlegefühl sowie bei Krämpfen im Magen-Darm-Bereich eingesetzt. In der Volksheilkunde wird Dill außerdem als mildes Schlafmittel eingesetzt sowie zur Anregung der Milchbildung.

Dilltee

Zur Teebereitung übergießen Sie 1 Teelöffel Dill-samen mit 150 ml kochendem Wasser und lassen den Tee maximal zehn Minuten ziehen. Anschlie-ßend abseihen. Der Tee kann mit etwas Honig warm oder kalt getrunken werden. Es empfiehlt sich, dreimal täglich eine Tasse Tee nach den Mahlzeiten zu trinken. Der Tee wird vorwiegend bei Verdauungsbeschwerden (Blähungen, Völle-gefühl) sowie bei Krämpfen im Magen-Darm-Be-reich eingesetzt. Auch bei Kehlkopfentzündungen und Halsschmerzen kann der Tee Linderung ver-schaffen. Bei diesen Beschwerden ist der Tee vor-wiegend zum Gurgeln geeignet.

Ätherisches Dillöl

Das ätherische Öl des Dills kann beispielsweise gut zum Einreiben bei Magen- und anderen Bauchbe-schwerden verwendet werden. Es ist sowohl in der mitteleuropäischen Volksmedizin als auch in der ayurvedischen Heilkunde bekannt. Die Mas-sage erfolgt zwischen Brustkorb und Unterleib, mit sanft kreisenden Bewegungen. Ätherische Öle dürfen allerdings niemals unverdünnt auf die Haut aufgetragen werden. Die Konzentration ätherischer Öle in Körperpflegeprodukten beträgt 1 % (d. h. es kommen zwei Tropfen ätherisches Öl auf 10 ml Basisöl). Als Basisöle kommen bspw. Avocadoöl, Jojobaöl, Mandelöl und Weizenkeim-öl zum Einsatz.

Dill in der Küche

Dill ist nicht nur ein Heilkraut, sondern auch ein schmackhaftes Küchenkraut, das v. a. zum Einlegen von Gurken verwendet wird, da es ein wundervoller Aromaspender ist.

Weiterhin wird Dill gerne zum Würzen von Fisch und deftigen Eiergerichten verwendet, allem voran werden die Dillspitzen in Verbindung mit Zitrone, Pfeffer, Koriander, Salz und Basilikum eingesetzt.

Dill wird auch zum Verfeinern von Salaten, Suppen und Soßen verwendet oder einfach zum Garnieren der Speisen.

Kalte Dillsoße

Zutaten

- 6 Esslöffel frisch gehacktes Dillkraut
- 1 Esslöffel feiner Weinessig
- 3 Esslöffel Sauerrahm
- 1 kleine Zwiebel, fein gewürfelt
- 1 Teelöffel Senf
- Salz und Pfeffer zum Abschmecken

Zubereitung

Alle Zutaten gut vermischen und zu Gurkensalat oder Kartoffelsalat servieren.

Wichtiger Hinweis

Bei akuten Entzündungen im Bereich des Magen-Darm-Trakts sollten Sie Dill nicht verwenden.

Gänseblümchen (Bellis perennis)

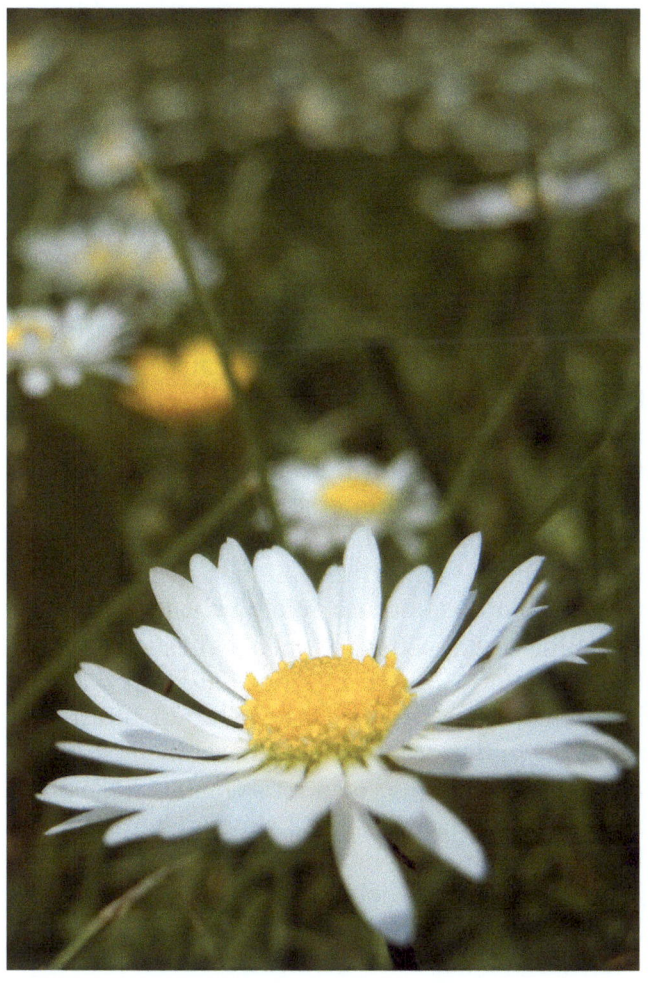

Seinen Ursprung hat das Gänseblümchen (lat. **Bellis perennis**) in der mediterranen Region, von wo aus es sich nach Mittel- und Nordeuropa ausbreitete. Im Volksmund wird es gerne Augenblume, Tausendschön, Maßliebchen und Gänseliesel genannt.

Das Gänseblümchen kommt in Mitteleuropa praktisch überall vor, auf lehmigen Böden, an Wegrändern, auf Wiesen, in Parkanlagen und wilden Grasflächen. Das Gänseblümchen gehört zur Familie der Korbblütler (lat. Asteraceae). Bellis perennis ist mehrjährig und zieht sich im Winter mit samt seinem Blattwerk in den Boden zurück. Im Frühling treibt es dann erneut aus. Das Gänseblümchen kann bis zu 15 cm hoch werden. Seine maximal 4 cm langen und maximal 2 cm breiten Blätter sind sattgrün und haben eine ovale, längliche Form. Sie sind in einer grundständigen Rosette angeordnet und wachsen aufrecht stehend nach oben. Die 4 bis 10 cm langen Stängel der Blüten sind blattlos und nur selten behaart.

Die Blüten der Gänseblümchen besitzen weiße Blütenblätter, die sich in einer Lage um das gelbe Zentrum anordnen. Das Heilkraut blüht von März bis in den späten November hinein.

Das Gänseblümchen wendet sich stets der Sonne zu, diese Eigenschaft wird heliotrop genannt. Bei Regen und in der Nacht verschließt die Pflanze ihre Blüten. Das beliebte und schmackhafte Heilkraut ist außerdem ein Selbstbestäuber und entwickelt nach der Blüte Schließfrüchte.

Inhaltsstoffe und Wirkung vom Gänseblümchen

Die Blüten sind reich an Saponinen, ätherischem Öl, Gerbstoffen, Bitterstoffen und Schleim.

Aufgrund der enthaltenen Bitterstoffe wirkt das Gänseblümchen appetitanregend, weiter regt das Heilkraut die Produktion der Verdauungssäfte der Galle und des Magens an.

Außerdem besitzt Gänseblümchen eine entzündungshemmende und antibakterielle Wirkung.

Anwendungsgebiete des Gänseblümchens in der Naturheilkunde

Bereits im Mittelalter machten sich Ärzte die entzündungshemmende Wirkung des Gänseblümchens zunutze, zum Beispiel durch die Verwendung von Tinkturen und Tees des heilsamen Wildkrautes. Sie wurden bei schuppiger sowie empfindlicher Haut verwendet. Salben auf Basis aus Schweinefett wurden auch bei Pigmentflecken eingesetzt. Auch heute noch werden Gänseblümchenextrakte in der Naturkosmetik eingesetzt.

Gänseblümchentee

Zur Bereitung des Tees übergießt man 2 Teelöffel Blütenköpfe mit 150 ml heißem Wasser. Lassen Sie den Tee ungefähr 10 Minuten ziehen. Trinken Sie dreimal täglich eine Tasse frisch bereiteten Tee. In der Volksmedizin wird der Tee bei Rheuma und Arthritis sowie bei Husten und anderen Erkrankungen der Atemwege eingesetzt. Auch bei Verstopfung, Blasen-, Nieren- und Leberbeschwerden sowie bei Menstruationsbeschwerden soll Gänseblümchen helfen.

Äußerlich sind Umschläge mit Gänseblümchentee bei Prellungen und Brüchen angezeigt. Diese Anwendungsgebiete sind allerdings wissenschaftlich nicht belegt.

Bei unreiner und sehr sensibler Haut kann der Tee als Gesichtswasser dienen, da Gänseblümchen die Haut beruhigt und ausgleicht.

Gänseblümchen in der Küche

Bei Liebhabern von Wildkräutern ist das Gänseblümchen beliebt, denn seine Blüten sind essbar und schmackhaft. Die Blüten werden vorwiegend für Kräuterbutter und Kräuteraufstriche verwendet.

Gänseblümchen-Kräuterbrotaufstrich

Zutaten

- 1 Handvoll Blüten und Blätter vom Gänseblümchen
- 1 Handvoll Brennnesselblätter
- 1 Handvoll Gundelrebe
- 1 mittelgroße Zwiebel
- etwas Olivenöl
- 250 g Frischkäse
- etwas Salz, Pfeffer und Zitronensaft zum Abschmecken

Zubereitung

Hacken Sie die Kräuter klein, würfeln Sie die Zwiebel und braten alles mit Olivenöl an. Anschließend vermengen Sie die Mischung mit dem Frischkäse und schmecken mit Zitronensaft, Salz und Pfeffer ab.

Gundelrebe (Glechoma hederacea)

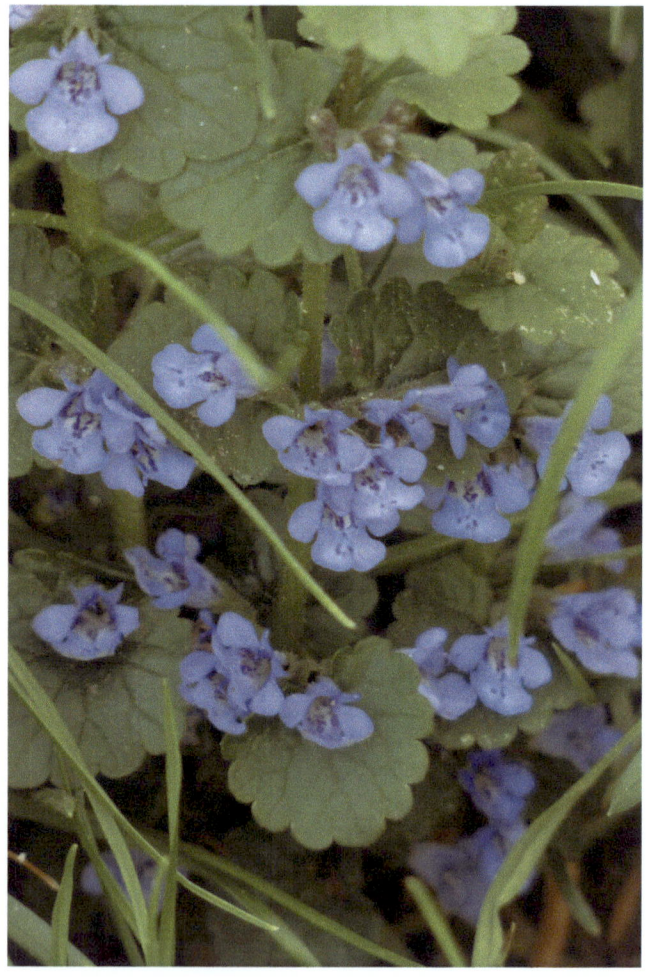

Die Gundelrebe (lat. Glechoma hederacea), auch als Gundermann bezeichnet, ist ein in Europa heimisches Heilkraut. Schon die alten Germanen nutzten die Pflanze als Heil- und Zauberpflanze. Heute ist sie jedoch weitgehend in Vergessenheit geraten, in der klassischen Schulmedizin schenkt ihr kaum jemand Beachtung.

In der Volksmedizin steht sie jedoch noch immer hoch im Kurs, besonders in der Heilkunde nach Hildegard von Bingen. Dort bekommt sie aufgrund ihrer wertvollen Bestandteile einen Ehrenplatz eingeräumt. Auch in der Wildkräuterküche wird die Gundelrebe gerne verwendet.

Der Gundermann ist in seiner Lebensweise sehr anspruchslos und wächst deshalb in zahlreichen Lebensräumen, so in einem Großteil Europas. Sie ist besonders in Wald- und Ufernähe, an Teichen, an Seen, in Parkanlagen, auf Wiesen und auf Brachäckern zu finden. Dort breitet sie sich dank ihrer Ausläufer sehr schnell aus. Die Gundelrebe schätzt feuchte, schwere sowie kalkhaltige Böden. Die mehrjährige Pflanze ist ein typischer Bodendecker und kann eine Wuchshöhe von maximal 30 cm erreichen. Gundermann wächst als wintergrüne, ausdauernde und krautige Pflanze. Dabei bildet er grüne Blätter aus, die nieren- bis herzförmig erscheinen und bis zu 4 cm breit werden können.

Das Heilkraut blüht im Frühling mit blauen bis violetten Lippenblüten zwischen April und Juli. Nach der Blüte entwickelt die Pflanze Nussfrüchte mit vier Teilfrüchten, die jeweils als Klause bezeichnet werden.

Die Pflanze ist winterhart und kann deshalb auch im Winter geerntet werden.

Gundelrebe gehört zur Familie der Lippenblütler (lat. Lamiaceae). Sie wird auch häufig als Erdefeu bezeichnet, da sie bis zu 1 m lange Ausläufer bilden kann. Während die Gundelrebe giftig für Pferde und andere Säugetiere ist, wirkt sie beim Menschen heilsam und findet auch in manchen Küchen Verwendung.

Während einige Gartenbesitzer die Gundelrebe als lästiges Unkraut ansehen, schätzen andere Hobbygärtner diese und kultivieren sie in ihrem Garten.

Inhaltsstoffe und Wirkung von Gundelrebe

Neben dem Bitterstoff Glechomin enthält die Gundelrebe u. a. Flavonoide (z. B. Hyperosid), ätherische Öle, Gerbstoffe und Saponine. Die Blätter enthalten auch Lektine.

Gundelrebe hat v. a. antibakterielle, antioxidative und entzündungswidrige Wirkungen. Daneben wirkt Gundermann auch schleimlösend.

Anwendungsgebiete der Gundelrebe in der Naturheilkunde

Vor der Kultivierung des Hopfens wurde die Gundelrebe aufgrund ihrer Bitterstoffe zur Konservierung von Bier genutzt.

Aufgrund der enthaltenen Saponine und ätherischen Öle wirkt die Gundelrebe schleimlösend und antibakteriell und ist deshalb besonders bei festsitzender Bronchitis sowie bei Entzündungen der Nasenneben- und Stirnhöhlen angezeigt. Gemäß Berichten der Volksmedizin soll die Gundelrebe ihre Wirkung in Milch aufgelöst noch besser entfalten können.

In der Volksmedizin wird der Tee und Frischsaft der Gundelrebe auch bei schwacher Menstruation, Blasenleiden, Nierenerkrankungen und bei geschwollener Leber eingesetzt. Zudem regt die Pflanze den Appetit und den Stoffwechsel an. Dennoch sollte sie nicht täglich verzehrt werden. Gundelrebe wird außerdem in der Volksmedizin zur Behandlung von Durchfall, leichten Magenkrämpfen, Entzündungen der Haut, Ekzemen sowie von Gicht, Furunkeln und grippalen Infekten verwendet. Die beanspruchten Anwendungsgebiete sind hier jedoch nicht wissenschaftlich gesichert.

Gundelrebentee

Der Tee ist gut magenverträglich und kann mit Honig getrunken werden. Dazu werden 2 Teelöffel gehacktes Gundelrebenkraut mit 150 ml kochendem Wasser übergossen und fünf Minuten ziehen gelassen. Es wird empfohlen, dreimal täglich eine Tasse Tee zu trinken.

Gundelrebengesichtswasser

Für die Zubereitung des Gesichtswassers überbrühen Sie eine Handvoll Gundelrebenkraut mit 500 ml kochendem Wasser und kochen den Ansatz kurz auf. Lassen Sie anschließend den Sud abkühlen und seihen ihn danach ab. Tragen Sie das Gesichtswasser am besten mit einem Wattepad auf. Es entfernt Unreinheiten und klärt die Haut.

Gundelrebe in der Küche

Das würzige Kraut schmeckt sehr gut zu Fleisch- und Kartoffelgerichten. Dazu wird die Gundelrebe mit anderen Gemüsearten in Butter gedünstet. Eine Handvoll Gundelrebe ist für eine Person vollkommen ausreichend. Neben Gänseblümchen und anderen Wildkräutern ist die Gundelrebe Bestandteil der berühmten Gründonnerstagssuppe.

Auf Butterbrot ergibt sie mit gehacktem Giersch, Thymian und etwas Petersilie einen schmackhaften Brotaufstrich. Ebenso ist sie in vielen Kräuterbuttervariationen sehr willkommen.

Holunder (Sambucus nigra)

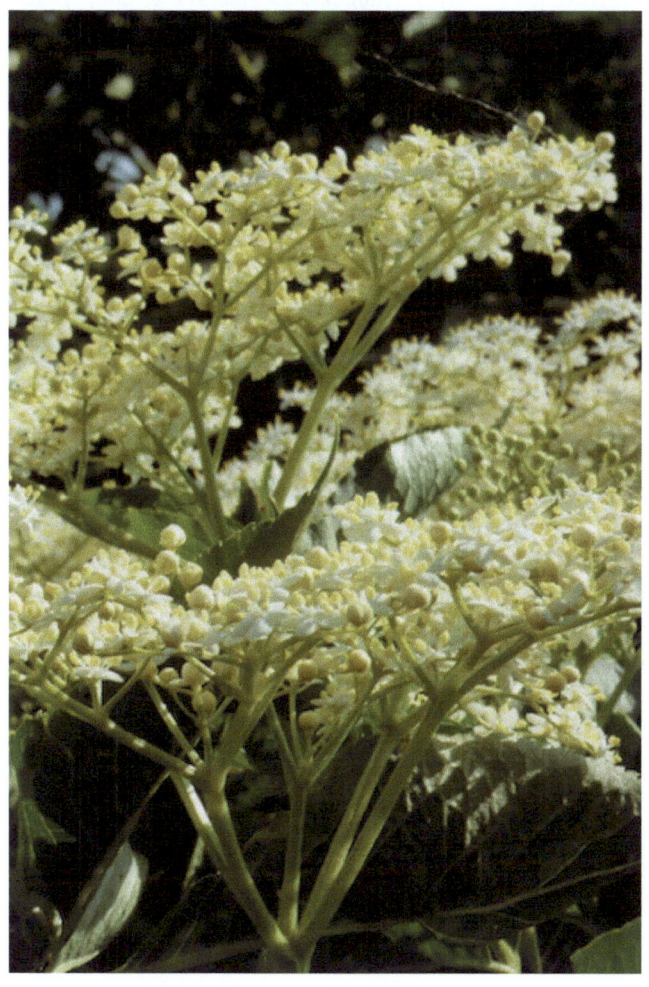

Bereits vor Jahrtausenden spielte der Echte Holunder (lat. Sambucus nigra) eine wichtige Rolle in der Heilkunde. Schon Hippokrates (460-377 v. Chr.) pries zum Beispiel die Heilkraft des Holunders, indem er ihn sogar als *Medizinschrank aus der Natur* bezeichnete. Er empfahl Holunder bei Frauenbeschwerden, Wassersucht und bei Verstopfung. Auch heute wird er noch zur unterstützenden Behandlung dieser Erkrankungen in der Volksmedizin verwendet.

Holunder ist auch in der Mythologie von Bedeutung. So ist Holunder seit jeher Hulda, der Erdgöttin, geweiht. Nach altem Volksglauben wohnen gute Geister im Holunder, auf diese Weise kann er negative Einflüsse von Haus, Hof und Stall fernhalten und in die Erde ableiten. Aus diesem Grund pflanzt man Holunder in die Nähe des Hauses und stellt eifrig Opfergaben unter den Busch, welche die Menschen vor Krankheiten schützen sollen. Einen Holunderbusch zu fällen, vermeidet man indes tunlichst, da dies Unglück oder gar den Tod bringen kann. Da der Holunder als Lebensbaum gilt, zeigt ein verdorrender Holunder den nahen Tod eines Familienmitglieds an.

Holunder wird neuerdings der Familie der Moschusgewächse (lat. Adoxaceae) zugeordnet. Gebräuchliche Synonyme für den Holunder sind Holler, Holder und Fliederbeerbusch. Der Strauch ist heimisch in ganz Europa sowie in West- und Mittelasien und in Nordafrika. Die anspruchslose und häufig anzutreffende Pflanze wird 1 bis 15 m hoch, sie wächst an Wald- und Wegrändern, in Waldlichtungen und in Hecken. Holunder sind meist verholzende Pflanzen, die als Halbsträucher, Sträucher oder kleine Bäume wachsen.

Der Holunderstrauch blüht von Mai bis Ende Juni mit prächtig weißen bis gelblichen, fruchtigwürzig und süßlich duftenden Blütendolden, die für Holundersirup verwendet werden. Seine Rinde an Stamm und Ästen riecht allerdings leicht unangenehm und ist warzig. Seine Zweige enthalten ein weiches Mark, welches ein brauchbares Material für Insektenhotels liefert.

Erst im Spätsommer bis in den Herbst reifen die schwarzen Beeren. Gekocht und in Gelee und Marmelade verarbeitet oder als Tee zubereitet, sind sie sehr bekömmlich. Im rohen Zustand sind sie leicht giftig. Auch die Zweige, Blätter sowie die Rinde sind leicht giftig.

Inhaltsstoffe und Wirkung von Holunder

Verwendet werden die Holunderblüten und seltener die Beeren.

Inhaltsstoffe sind Flavonoide (Rutosid, Hyperosid, Quercetin), Chlorogensäure, ätherisches Öl von butterartiger Konsistenz, Schleime und Gerbstoffe.

Holunder wirkt schweißtreibend, entgiftend, blutreinigend und hustenlindernd. Außerdem wirkt er leicht harntreibend.

Anwendungsgebiete von Holunder in der Naturheilkunde

Holunderblütentee wird eingesetzt bei Erkältungen und Infektionskrankheiten, bei denen eine schweißtreibende Wirkung erwünscht ist. Die Empfindlichkeit der das Schwitzen regulierenden Zentren soll u. a. durch die Flavonoide erhöht werden. Um die schweißtreibende Wirkung zu verstärken, sollte der Tee möglichst heiß getrunken werden. Dank seiner blutreinigenden und harntreibenden Wirkung wird Holunderblütentee in der Volksheilkunde auch als bewährtes Mittel bei Hautunreinheiten sowie bei rheumatischen Beschwerden eingesetzt - allerdings nur unterstützend im Rahmen eines umfassenden Behandlungsplans. Auch bei Schlankheitskuren kann die entwässernde Wirkung des Holunderblütentees unterstützend helfen.

Für die Bereitung des Tees werden zwei gehäufte Teelöffel Blüten mit 150 ml kochendem Wasser übergossen. Anschließend lässt man den Tee zehn Minuten ziehen. Mehrmals täglich, besonders in der zweiten Tageshälfte, werden ein bis zwei Tassen frisch bereiteter Tee so heiß wie möglich getrunken.

Holunderblütentee hat auch positive Wirkungen auf die Haut, so dass er auch als Gesichtskompresse verwendet wird. Auf diese Weise können z. B. Hautentzündungen und leichte Verbrennungen gelindert werden.

Holunder ist - neben der Linde - die wichtigste Pflanze zur Ausleitung von Schadstoffen über die Haut. Holunderblüten aktivieren die Tätigkeit der Schweißdrüsen, so dass vermehrt Schadstoffe über die Haut abgesondert werden können. Der Körper wird auf diese Weise entgiftet, außerdem regen Holunderblüten den Stoffwechsel und die Verdauung an, ferner wird das Immunsystem gestärkt.

Zur Verstärkung der schweißtreibenden Wirkung werden Holunder- und Lindenblüten gerne als Teemischung im Rahmen einer entgiftenden Schwitzkur verabreicht.

Für eine Entwässerungskur wird dagegen häufig eine Teemischung aus Holunderblüten und Brennnesselblättern hergestellt, hier ergänzen sich die harntreibende Wirkung der Brennnesselblätter und die schweißtreibende Wirkung der Holunderblüten.

Zubereitung von Holunderblütentee

2 Teelöffel (etwa 3-4 g) Holunderblüten werden mit ungefähr 150 ml siedendem Wasser übergossen und nach etwa fünf Minuten durch ein Teesieb gegeben.

Tee aus Holunderblättern

Holunderblättertee wirkt blutreinigend und harntreibend - Tee aus Holunderblättern wird allerdings nur volksmedizinisch angewandt. Es sollte eine Tasse Tee über den Tag verteilt mit viel Wasser getrunken werden.

Holunderbeerenpresssaft

Der Presssaft der Holunderbeeren hat eine leicht antineuralgische Wirkung. Ebenso ist er aufgrund seines hohen Gehaltes an Vitamin C dazu geeignet, die Abwehrkräfte zu steigern. Außerdem wirkt der Saft leicht abführend, so dass er auch zur unterstützenden Behandlung von Verstopfung eingesetzt wird.

Holundersalbe

Eine mit Holunderblättern hergestellte Salbe unterstützt die Behandlung von Hämorrhoiden. Die Salbe ist ebenso bei Prellungen, Wunden, Verstauchungen, Quetschungen und Frostbeulen zu empfehlen.

Zutaten

- 2 Teile Kokosöl
- 1 Teil Olivenöl
- 1,5 Teile frische Holunderblätter

Zubereitung

Alle Zutaten miteinander vermischen und leicht erhitzen, bis die Blätter ihre grüne Farbe verlieren. Das geschieht meist nach 5 bis 10 Minuten. Anschließend die Mischung durch ein Leinentuch geben und erkalten lassen. Die Salbe wird 2 bis 3 Mal täglich aufgetragen.

Holunder in der Küche

Sowohl mit Holunderblüten als auch mit Holunderbeeren können leckere und gesunde Getränke und Speisen zubereitet werden.

Gebackene Holunderblüten

Für gebackene Holunderblüten benötigen Sie Eierkuchenteig aus 250 ml Milch, 200 g Mehl und 1 Ei. Dazu gibt man etwas Salz und Zucker. Verquirlen Sie die Teigmasse sehr gut. Tauchen Sie anschließend die gewaschenen und trockengetupften Blütendolden in den Eierkuchenteig und backen Sie diese in heißem Fett aus.

Zum Anrichten werden die gebackenen Dolden mit etwas Rohrohrzucker bestreut.

Wichtig: Die Blütendolden für diese Zubereitung sollten knapp am Zweig abgepflückt werden. Die Stängelchen nicht essen.

Holunderbeerensuppe

Zutaten

- 1 kg Holunderbeeren ohne Stängel
- 1 l Wasser
- ½ Zimtstange
- 1 bis 2 Nelken
- abgeriebene Schale einer unbehandelten Zitrone
- 100 g Rohrohrzucker

Zubereitung

Alle Zutaten gut vermischen und ca. 30 Minuten lang kochen. Anschließend durch ein Sieb streichen und noch einmal kurz aufkochen und mit etwas Stärkemehl (ca. 3 Esslöffel) sämig binden. Wenn Sie möchten, können Sie Apfelstückchen dünsten und diese zur Suppe reichen und zusätzlich einen Teelöffel Frischrahm hinzugeben.

Holunderblütenessig

Frische und saubere Holunderblüten in eine Flasche geben und mit Weinessig übergießen. Die Menge richtet sich danach, wie stark der Essig werden soll. Nach 14 Tagen Reifezeit in der Sonne kann der Essig durch ein Sieb gegeben und in Flaschen zum Verzehr abgefüllt werden.

Echter Lavendel (Lavandula angustifolia)

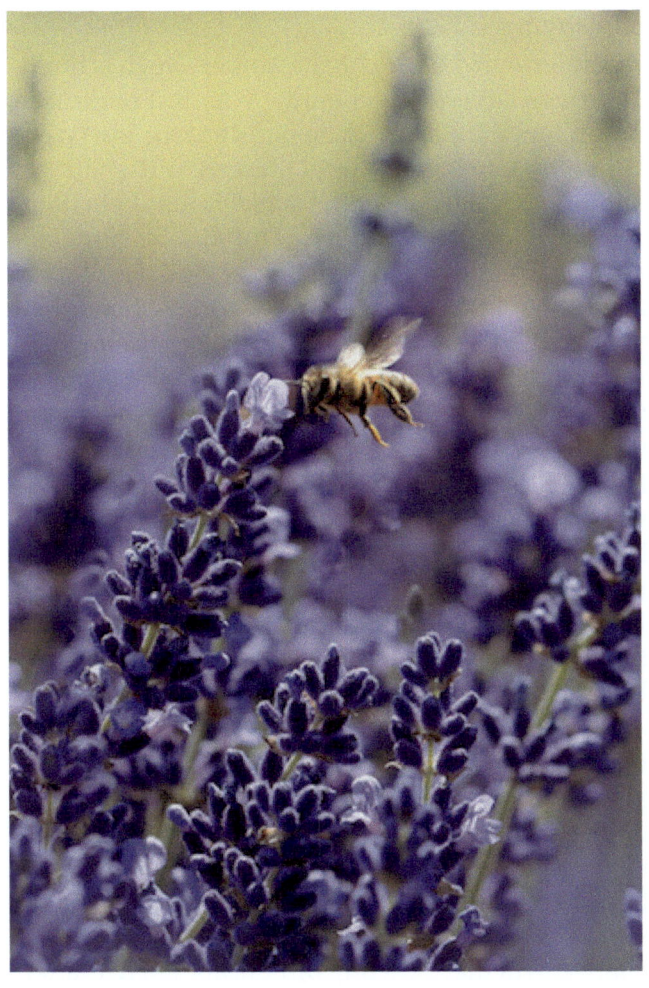

Die Heimat des Echten Lavendels (lat. **Lavandula angustifolia**) sind die Küstenregionen des Mittelmeerraums, hier wächst die Pflanze v. a. an trockenen und sonnigen Hängen.

Kultiviert wird der Echte Lavendel - auch schmalblättriger Lavendel genannt - v. a. in Frankreich. Besonders die Provence ist berühmt für ihre weitläufigen Lavendelfelder, diese Landschaft ist Sinnbild für den Lavendel schlechthin. Leuchtende Farben und der sinnliche Duft der bis zum Horizont reichenden Lavendelfelder sind ein Fest für alle Sinne. Die Kultivierung des Lavendels dient v. a. der Gewinnung des ätherischen Öls. In unseren Breiten kommt der Echte Lavendel als Kultur oder angepflanzt in Gärten als ausdauernde Staude vor.

Der Echte Lavendel ist ein mehrjähriger Halbstrauch und ein typischer Vertreter der Lippenblütler (lat. Lamiaceae). Er kann bis ca. 150 cm hoch werden. In unseren Breiten erreichen die Pflanzen jedoch meist nur 40 bis 60 cm Höhe. Die bis zu 5 cm langen, markanten, lanzettenförmigen Lavendelblätter sind leicht zu erkennen. Sie sind auf beiden Seiten mit weißen Blatthaaren (Filz) bedeckt. Die Blütezeit des Echten Lavendels liegt zwischen Ende Mai und Ende September. Er bildet auffallend violette Blüten, die in Scheinquirlen stehen. Diese Quirle bilden mit den Lippenblüten besetzte Scheinähren. Nach der Blütezeit bilden sich aus den verwelkten Blüten kleine braune Klausenfrüchte. Sowohl Blüten als auch Blätter, die über zahlreiche Öldrüsen verfügen, verströmen den typischen Lavendelduft.

Inhaltsstoffe und Wirkung des Echten Lavendels

Verwendet werden die Blüten des Echten Lavendels.

Diese enthalten ätherisches Öl (v. a. Monoterpene), ferner Gerbstoffe, Flavonoide, Cumarinderivate und Phytosterole.

Lavendel wirkt v. a. beruhigend und schlaffördernd. Auch eine krampflösende, verdauungsfördernde und harntreibende Wirkung wird der Heilpflanze zugesprochen.

Anwendungsgebiete des Echten Lavendels in der Naturheilkunde

Der Echte Lavendel war bereits bei den alten Ägyptern ein bekanntes Heilkraut, das sie unter anderem zur Einbalsamierung verwendeten. Bei den Römern war er das Heilkraut der Soldaten, die sich mit dem Duft der herrlich blauen Blüten Mut holten, bevor sie in die Schlacht zogen. Paracelsus empfahl den Echten Lavendel zur Nervenberuhigung und zur Schmerzlinderung. Hildegard von Bingen verwendete den Echten Lavendel bei Lungen- und Leberkrankheiten.

Heutzutage wird Lavendel v. a. bei Einschlafstörungen, nervöser Unruhe, Angst und innerer Anspannung eingesetzt. Darüber hinaus wirkt Lavendel bei funktionellen Oberbauchbeschwerden wie nervösen Magen- und Darmbeschwerden sowie bei Blähungen.

Lavendelblütentee

Für die Teebereitung benötigen Sie 2 Teelöffel Lavendelblüten, die Sie mit 150 ml Wasser aufbrühen. Lassen Sie den Tee etwa zehn Minuten ziehen. Bei Bedarf können Sie eine Tasse trinken.

Lavendelblütentee hilft bei Einschlafstörungen, Erschöpfung, innerer Unruhe sowie bei Angstzuständen.

Lavendel beseitigt oder lindert seelische Anspannung, Nervosität und Gedankenkreisen. Auch Depressionen können gelindert werden, Lavendel wirkt hierbei ausgleichend und entspannend. Weiter werden Konzentration und klare Gedanken gefördert.

Außerdem fördert der Tee die Bildung von Gallensaft und wirkt krampflösend und blähungstreibend. Die herzstärkende Wirkung von Lavendel zeigt sich bei (leichtem) Bluthochdruck, Herzklopfen und Herzrasen.

Ferner hat Lavendel hautpflegende Eigenschaften, positive Effekte werden bei Wunden, Hautentzündungen, Abszessen, Sonnenbrand und Insektenstichen beobachtet. Die schmerzstillende Wirkung von Lavendel macht man sich bei Kopfschmerzen, Muskelzerrungen, Verstauchungen und rheumatischen Beschwerden zunutze.

Aktivierendes Lavendelvollbad am Morgen

Schon die Griechen und die Römer verwendeten Lavendel als Zutat für Vollbäder. In der Balneotherapie wirkt Lavendel aktivierend bei niedrigem Blutdruck, auch funktionelle Kreislaufbeschwerden bessern sich.

Zur Bereitung eines Lavendelvollbads übergießen Sie 1 Handvoll Lavendelblüten mit 1 Liter kochendem Wasser und kochen alles kurz auf. Anschließend lassen Sie den Sud 10 Minuten stehen, seihen ihn ab und fügen ihn dem Badewasser zu. Baden Sie maximal 20 Minuten, um den Kreislauf nicht zu überlasten. Um den Kreislauf zu aktivieren, empfiehlt sich ein morgendliches Bad.

Entspannendes Lavendelbad am Abend

Nicht nur in der kalten Winterzeit sollten Sie sich gelegentlich, am besten abends, ein Lavendelbad gönnen, welches eine wunderbare, entspannende Wirkung entfaltet. Schon während Sie ins Wasser steigen, werden Sie spüren, wie die sanfte Wärme, das Wasser und der Duft des Bades Sie wie ein wohliger Mantel umhüllen. Tauchen Sie ein in das Wasser und in eine reine Wohltat für die Sinne. Lassen Sie los und erleben Sie eine komplette Entspannung von Körper, Geist und Seele. Die Bereitung des beruhigenden Lavendelbads entspricht der Zubereitung des kreislaufanregenden Lavendelbads. Für das beruhigende Vollbad empfiehlt sich die abendliche Anwendung.

Lavendelessig als Wohltat für die Haut

Lavendelessig wird insbesondere bei fettiger Haut angewendet, da er überaktive Talgdrüsen reguliert und das Wachstum neuer Hautzellen stimuliert. Für die Herstellung weichen Sie frisch gepflückte Blütenspitzen eine Woche in Weißweinessig ein. Schütteln Sie die Flasche täglich. Lavendelessig kann auch in der Küche verwendet werden.

Schlaf-Kräuterkissen mit Echtem Lavendel

Schlaf-Kräuterkissen sollten immer reichlich Lavendel enthalten. Echter Lavendel verhilft zu einem tiefen und erholsamen Schlaf. Auch Lavendelspray (in Alkohol gelöstes Lavendelöl) kann man als wirksame Einschlafhilfe auf das Kopfkissen sprühen.

Mottensäckchen mit Lavendel

Wer erinnert sich nicht an „gute alte Zeiten", als die Großmutter zur Abwehr von Motten duftende Lavendelsäckchen in die blütenweiße Wäsche legte. So halten Lavendelsäckchen lästige Hausstaubmilben und Motten fern. Sie können kleine Lavendelkissen z. B. in den Wäscheschrank oder in eine Kommode legen oder auf Kleiderbügel hängen.

Ätherisches Lavendelöl für reine Luft

Das ätherische Öl des Echten Lavendels desinfiziert die Luft und hält sie rein. Das Öl ist ein ebenso guter Begleiter zum Reinigen und Putzen. So können Sie z. B. dem Reinigungswasser für Boden, Kühlschrank und Schränke ein paar Tropfen Lavendelöl hinzugeben.

Echter Lavendel in der Küche

Zerkleinerte Lavendelblätter werden gerne in Kräutermischungen wie bspw. in Kräutern der Provence verwendet. Auch Hähnchenfleisch, Lamm und Fisch lassen sich mit frischen Lavendelzweigen verfeinern. Bestimmte Käsesorten wie Ziegenkäse, Raclette-Käse oder Gorgonzola erhalten mit Lavendelblüten einen raffinierten Geschmack.

Lavendelblüten werden auch für die Herstellung von Kuchen und Marmeladen verwendet.

Lavendelmarmelade

Zutaten

- 250 g Lavendelblüten
- 125 ml Wasser
- 125 ml Gelierzucker

Zubereitung

Die Lavendelblüten werden in einem Mixer püriert, anschließend wird das abgemessene Wasser mit der gleichen Menge Gelierzucker eingekocht. Geben Sie beim Einfüllen in jedes Glas ein paar Lavendelblüten dazu.

Wenn Sie möchten, können Sie auch einen Saft nach Ihrem Geschmack anstatt Wasser verwenden.

Wichtiger Hinweis

Verwenden Sie die Lavendelzubereitungen sparsam, damit keine Überdosierung auftritt. Vor allem sollten Sie niemals reines Lavendelöl einnehmen, da es den Magen stark reizen kann.

Aromatherapie

Die heilende Kraft ätherischer Öle ist wohl eine der angenehmsten Möglichkeiten, viel für die seelische und körperliche Gesundheit zu tun. Ätherische Öle tragen zum seelischen und körperlichen Wohlbefinden bei und können die unterschiedlichsten Beschwerden auf sanfte und natürliche Weise lindern. Die heilende Energie und gebündelte Lebenskraft der natürlichen Stoffe sorgt für Harmonie, Ausgeglichenheit und dauerhafte Gesundheit.

Lavendel bspw. ist das ätherische Öl schlechthin. Mehr als jede andere Pflanze weckt die Pflanze Erinnerungen an warme Sommertage im Süden - Träume von Freiheit, Sorglosigkeit, Sonne und Urlaub kommen auf. Lavendelöl wirkt ferner entspannend und harmonisierend.

Für ein besonderes Wohlbehagen sorgen Duftlampen, die mit reinen ätherischen Ölen versetzt werden. Ein solches Dufterlebnis passt bspw. optimal zu einem entspannenden Abend, wenn Sie gemütlich ein Buch lesen, oder meditieren oder Yoga praktizieren. Atmen Sie den Duft der Aromaöle tief ein und spüren Sie die entspannende und harmonisierende Wirkung der ätherischen Öle ganz bewusst.

Löwenzahn (Taraxacum officinale)

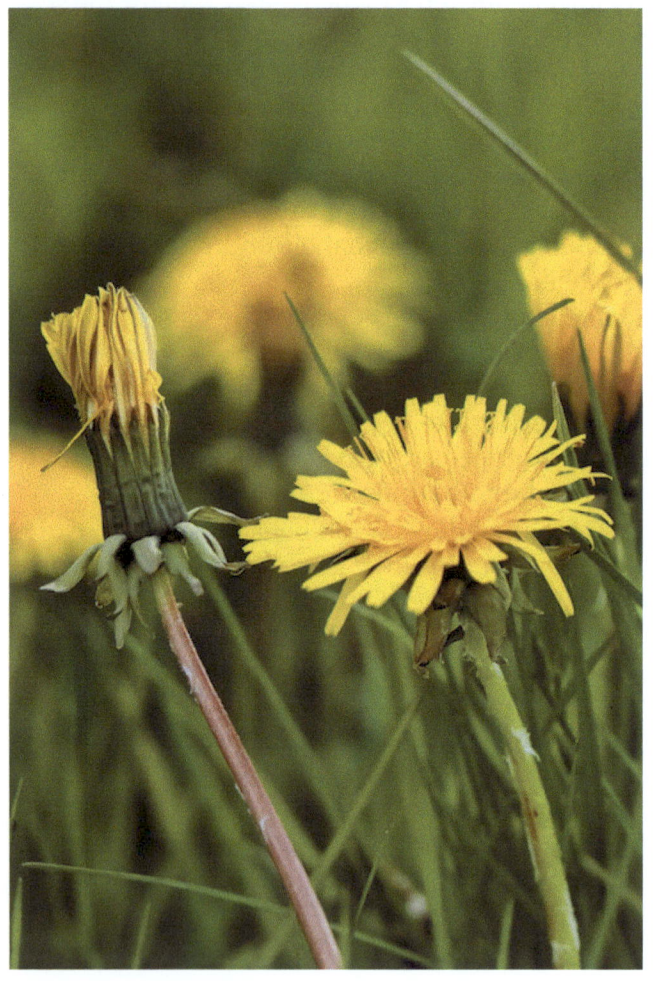

Löwenzahn (lat. **Taraxacum officinale**) ist in Europa und Asien heimisch und in gemäßigte Gebiete weltweit verschleppt.

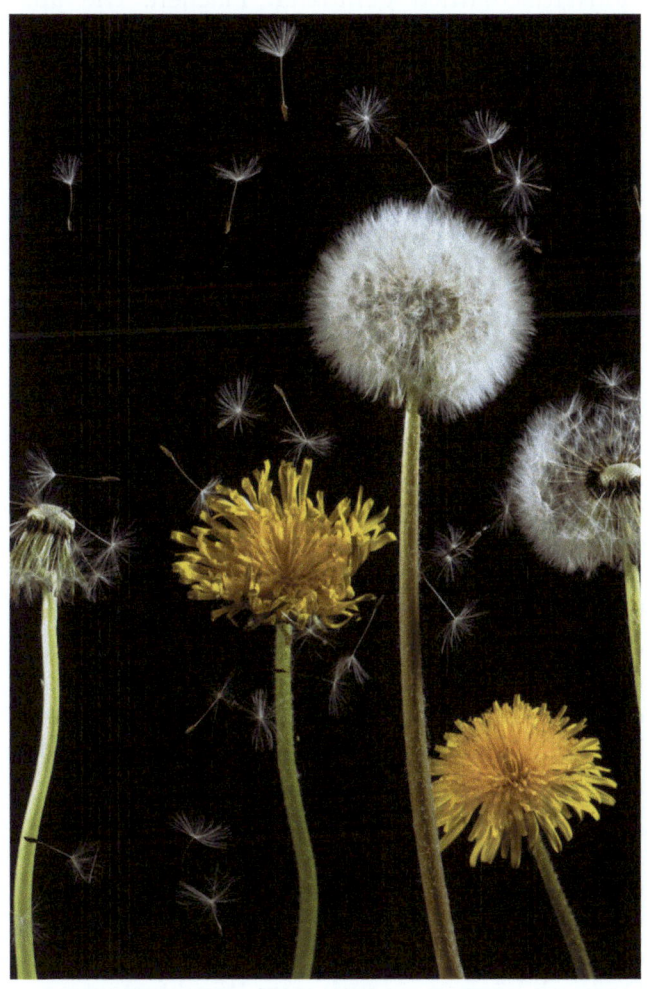

Die Pflanze wächst vornehmlich auf nährstoffreichen Wiesen, auf Nutztierweiden, in Parkanlagen, auf Brachflächen sowie am Rand von
landwirtschaftlich genutzten Flächen. Die ausdauernde und unverwüstliche Pflanze wächst
sogar an Schutthalden, Brachflächen und Mauer-
ritzen. Diese Zähigkeit und Lebenskraft überträgt
sich auf die Menschen, welche diese vielseitige
Heilpflanze zu nutzen wissen. So ist es nicht ver-
wunderlich, dass Löwenzahn sich gerade in den
letzten Jahren vom lästigen Unkraut zur hochge-
lobten Heilpflanze gemausert hat. Die hübsche
Pflanze mit den gelben Blüten kommt sowohl
im Hochgebirge als auch im Flachland vor. Löwenzahn gehört zur Familie der Korbblütler (lat.
Asteraceae) und ist eine ausdauernde, krautige
Pflanze, die eine ausgeprägte Pfahlwurzel besitzt.
Das Heilkraut wird oft als Kuhblume bezeichnet. Je nach Nährstoffgehalt des Bodens, auf der
sie steht, kann sie eine Wuchshöhe zwischen 10
und 30 cm erreichen. Die robuste Pflanze besitzt
besonders auffällig gesägte Blätter, die bis zu 40
cm lang und 24 cm breit werden können. Die Leit-
gefäße der Blätter und die Stängel enthalten einen
charakteristischen Milchsaft, der Bitterstoffe enthält. Diese Stoffe schützen die Pflanze vor Wild-
fraß und Infektionen.

Die gelben Korbblüten blühen zwischen Anfang
April und Juli. Manchmal gibt es auch eine zwei-
te Blütezeit im Spätsommer. Nach der Blüte entwickeln sich die sogenannten Achänenfrüchte,
die mit einem kleinen Flugschirm versehen sind.
Dadurch können sie weit vom Wind fortgetragen
werden.

Die Früchte lassen sich sehr leicht vom Blütenkopf pusten. Deshalb wird Löwenzahn auch gerne als Pusteblume bezeichnet - in dieser Form ist die Heilpflanze vor allem bei Kindern beliebt.

Inhaltsstoffe und Wirkung von Löwenzahn

Es wird das Kraut (mit den Wurzeln) vom Löwenzahn verwendet. Die Pflanze enthält v. a. Bitterstoffe (Taraxacin), Sterole, Carotinoide, Gerbstoffe, Flavonoide, Inulin, Schleimstoffe, Kalium.
Löwenzahn besitzt eine gallenfördernde, stoffwechsel- und appetitanregende, entwässernde und entzündungshemmende Wirkung.

Anwendungsgebiete des Löwenzahns in der Naturheilkunde

Löwenzahn regt den Gallenfluss an, wirkt leberschützend und zeigt sogar eine positive, leicht unterstützende Wirkung bei Leberzellkarzinomen. Löwenzahn wird ferner eingesetzt bei Appetitmangel, bei Verdauungsbeschwerden, bei Völlegefühl und Blähungen.
Darüber hinaus wirkt Löwenzahn aufgrund des hohen Kaliumgehalts harntreibend. Auch eine leistungssteigernde, stoffwechselanregende und erschöpfungswidrige Wirkung wird Löwenzahn zugesprochen, weshalb man diesen gerne im Rahmen von Frühjahrs- oder Blutreinigungskuren einsetzt. Auch bei Entsäuerungskuren zur Regulierung des Säure-Basen-Haushalts spielt Löwenzahn eine wichtige Rolle, denn er gehört zu den bedeutendsten basischen Nahrungsmitteln.

Löwenzahntee

Zur Teebereitung wird das Löwenzahnkraut verwendet. Übergießen Sie 1 bis 2 Teelöffel Kraut mit 150 ml kochendem Wasser und lassen den Tee eine Viertelstunde ziehen.

Löwenzahn lässt sich auch gut als entwässernder „Blutreinigungstee" mit Brennnesselblättern ansetzen. Hierzu werden 2 Teelöffel Blättermischung mit 150 ml siedendem Wasser übergossen und 10 Minuten stehen gelassen.

Trinken Sie hiervon 3 mal täglich eine Tasse Tee.

Entwässernder und krampflösender Tee

- 25 g Birkenblätter
- 25 g Schachtelhalmkraut
- 25 g Pfefferminzblätter
- 25 g Löwenzahnkraut

Zubereitung: Etwa ein Esslöffel der Teemischung wird mit ungefähr 150 ml siedendem Wasser übergossen, bedeckt etwa 10 bis 15 Minuten ziehen gelassen und dann abgeseiht. Soweit nicht anders verordnet, wird drei- bis viermal täglich eine Tasse frisch bereiteter Tee zwischen den Mahlzeiten getrunken.

Löwenzahnsaftkur

Für eine Frühjahrskur lässt sich Löwenzahnsaft ganz einfach zubereiten. Geben Sie 2 Handvoll junge Blätter in den Entsafter und fügen Sie 1 Apfel oder 2 bis 3 Möhren hinzu. Entsaften Sie alle Bestandteile gut. Sie können aus den genannten Zutaten auch einen Smoothie herstellen. Nehmen Sie täglich 2 Esslöffel des Saftes über einen Zeitraum von vier Wochen.

Löwenzahnsaft entsäuert und entgiftet den meist überlasteten Organismus. Der Gallenfluss wird angeregt, wodurch eine mangelhafte Fettverdauung unterstützt wird.

Wer gezielt die Leber entgiften und entlasten möchte und die Regeneration dieses Organs fördern will, sollte idealerweise eine mehrwöchige Kur einplanen. Die Kur sollte entweder mit Löwenzahntee oder mit Frischpflanzensaft durchgeführt werden.

Löwenzahn in der Küche

In der Küche wird Löwenzahn gerne in Wildkräutersalaten, in grünen oder gemischten Salaten verwendet. Die Blätter können auch wie Spinat zubereitet werden, idealerweise zusammen mit Brennnesseln.

Röhrlsalat

Auch die Blüten und Blütenstängel ("Röhrl") des Löwenzahns können verwertet werden. Dazu schneiden Sie die Stängel wie Schnittlauch und geben 1 gehacktes Ei hinzu. Zupfen Sie die Blütenblätter einzeln von den Blüten und geben Sie diese mit etwas Dressing dazu - und fertig ist ein besonderer Salat, zu dem z. B. geröstetes Weißbrot und 1 Gläschen Weißwein passt.

Die Blütenknospen des Löwenzahns lassen sich gut in Essig eingelegt für den Winter haltbar machen und gesalzen als Kapernersatz verwenden. Die jungen Löwenzahnwurzeln können gekocht oder roh gegessen werden.

Die im Herbst geernteten Wurzeln dienen geröstet als Kaffee-Ersatz - die Wurzeln schmecken stark nach Bohnenkaffee und stärken das Immunsystem.

Wichtiger Hinweis

Nicht eingenommen werden darf Löwenzahn bei Gallensteinleiden, bei Gallenverschluss sowie bei bekannter Allergie gegen Korbblütler.

Ringelblume (Calendula officinalis)

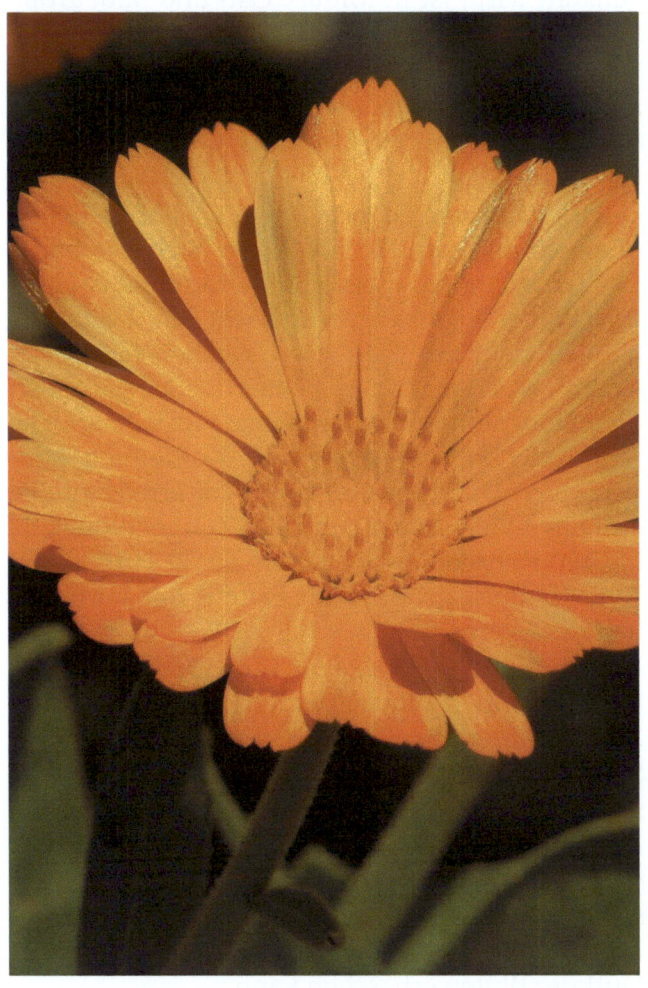

Die Ringelblume (lat. **Calendula officinalis**), die volkstümlich auch Studentenblume oder Goldblume genannt wird, ist in Mittel-, Ost- und Südeuropa heimisch.

In unseren Breiten wächst die Calendula, wie sie auch liebevoll genannt wird, häufig in Bauerngärten oder verwildert auf lockeren und nährstoffreichen Böden.

Die Ringelblume gehört zu den einjährigen Heilpflanzen und wird 30 bis 50 cm hoch. Sie bildet Pfahlwurzeln, die meist spindelförmig aussehen. Ihre Blätter sind sattgrün gefärbt und lanzettenähnlich geformt. Sie sitzen wechselständig an einem fast vierkantigen, behaarten Stängel. Auch die Blätter sind mit einem feinen Filz behaart. Die wunderschönen orangegelben Korbblüten können einen Durchmesser von 5 cm erreichen. Sie enthalten zwischen 40 und 140 Zungenblüten, 30 bis 100 Röhrenblüten und bis zu 40 Hüllblätter. Ringelblumen gehören zur Familie der Korbblütler (lat. Asteraceae).

Ringelblumen blühen von Juni bis Ende Oktober und entwickeln nach der Blütezeit aus den Zungenblüten die Samenfrüchte. Die geflügelten Schließfrüchte enthalten hellbraune, gekrümmte, sichelartig ausschauende Samen.

Die Blüten verströmen einen charakteristischen, würzigen Geruch, den ich persönlich sehr liebe – so freue ich mich immer, wenn in der Apotheke Ringelblumen abgewogen werden und ich den Duft der Blüten erhaschen kann.

Inhaltsstoffe und Wirkung der Ringelblume

Hauptsächlich werden die Blüten der Ringelblume verwendet. Sie enthalten Flavonoide (Quercetin- und Isrorhamnetinglykoside), ätherisches Öl und Carotinoide.

Die Inhaltsstoffe wirken wundheilend, granulationsfördernd, entzündungshemmend und antiseptisch. Ferner sind antibakterielle, antivirale, antimykotische, immunstimulierende, choleretische und cholesterinsenkende Eigenschaften nachgewiesen.

Anwendungsgebiete der Ringelblume in der Naturheilkunde

Die Calendula gehört zu den bekanntesten Heilpflanzen, sie besitzt eine sonnige Ausstrahlung und viel Lebenskraft. Ihre heilenden Fähigkeiten sind seit vielen Jahrhunderten bekannt. Schon Hildegard von Bingen nutzte die Ringelblume für die Behandlung von Magen- und Darmbeschwerden sowie zur Wundbehandlung. Ebenso wurde sie in den Kräuterbüchern des Mittelalters als schweißtreibendes Mittel und zur Linderung von Zahn- und Augenbeschwerden hervorgehoben. Auch Magengeschwüre, Gallen- und Leberbeschwerden sowie Menstruationsprobleme wurden mit Calendula behandelt. Darüber hinaus nutzte man Ringelblumen bei Erschöpfungszuständen, innerer Unruhe und emotionalen Spannungszuständen - man war der Ansicht, das warme Orange der Blüten wirke stimmungsaufhellend und beruhigend.

Heute wird die Ringelblume vornehmlich zur Wundheilung, bei Schleimhautentzündungen, Furunkeln, Ekzemen, Verbrennungen, trockener Haut, Windeldermatitis, Dekubitus und in Form von Augentropfen bei Bindehautentzündung eingesetzt. Selbst beim Unterschenkelgeschwür (lat. Ulcus cruris) leistet Calendula wertvolle Dienste. Die innerliche Anwendung bei Gallen- und Verdauungsbeschwerden ist mittlerweile weitgehend obsolet. Die Blüten sind jedoch häufig in Teemischungen enthalten.

In vielen Teemischungen sind Ringelblumen aber lediglich als sogenannte Schönungs- oder Schmuckdroge enthalten - d. h. sie verleihen der Teemischung ein ansehnliches Aussehen, für die Wirkung des Tees sind sie jedoch nicht unbedingt nötig. Sie können auch selbst Ringelblumenblüten verschiedenen Kräutertees zusetzen oder auch einen reinen Ringelblumentee ansetzen und diesen dann in andere Getränke und Tees untermischen.

Ringelblumentee

Zur Herstellung übergießen Sie 2 Teelöffel Ringelblumenblüten mit 150 ml siedendem Wasser und lassen den Tee ungefähr 10 Minuten ziehen. Sie sollten maximal 3 Tassen pro Tag trinken. Der Tee unterstützt auf sanfte Weise das Lymphsystem und regt den natürlichen Entgiftungsprozess des Körpers an. Bei Verstauchungen, Quetschungen, Hautentzündungen oder Abszessen wird der Tee als Kompresse aufgelegt. Ebenso ergibt er ein sehr gutes Gurgel- und Mundwasser bei Entzündungen des Zahnfleischs sowie des Rachenbereichs.

Ringelblumensalbe

Zutaten

- 25 g frische Ringelblumenblüten
- 100 g kaltgepresstes Olivenöl
- 15 g Bienenwachs

Zubereitung

Öl und Blüten in einem kleinen Topf erwärmen und gut mischen. Lassen Sie die Mischung nun über Nacht ziehen und wärmen Sie diese am nächsten Tag leicht auf, um die Blüten herausfiltern zu können. Zum Filtrieren nehmen Sie am besten ein Tuch oder einen Kaffeefilter. Pressen Sie zum Schluss das Tuch oder den Filter mit den Blüten gut aus.

Nach dem Filtrieren erwärmen Sie die Ölmischung in einem Topf und geben das Bienenwachs hinzu. Schmelzen Sie es vollständig unter ständigem Rühren im warmen Ringelblumenölauszug. Rühren Sie zum Schluss noch einmal gut um. Die fertige Salbe leicht abkühlen lassen und in Salbengefäße füllen. Vergessen Sie nicht die Beschriftung mit Inhaltsangabe und Datum.

Ringelblumensalbe gilt als Wundheilmittel schlechthin und als gute Venensalbe. Weiterhin wird sie unterstützend bei eitrigen Nagelbettentzündungen eingesetzt.

Ringelblumenblütenöl

Auch Ringelblütenöl wird gerne für die Zubereitung von Salben verwendet. Zur Herstellung geben Sie frische Blüten in ein Schraubglas und übergießen Sie diese mit Sonnenblumen- oder Rapsöl. Diese Mischung lassen Sie nun ca. 3 Wochen in der Sonne stehen und filtrieren sie anschließend ab. Pressen Sie dabei die mit Öl vollgesaugten Blütenblätter gut aus. Das Öl kann bspw. zum Einreiben von schmerzhaften Sehnen und Muskeln verwendet werden.

Ringelblumenhautcreme mit Mayonnaise

Für die Herstellung dieser Creme mixen Sie 1 Eigelb gut schaumig und rühren solange tropfenweise etwas normale Mayonnaise und Ringelblumenblütenöl dazu, bis sich eine schöne lockere Konsistenz ergibt. Füllen Sie die Masse in ein Glastöpfchen und stellen es in den Kühlschrank. Die Creme wird bei trockener und entzündlicher Haut morgens und abends großzügig aufgetragen. Überschüssige Creme können Sie mit einem Tuch oder Wattepad abnehmen. Die Creme sollte innerhalb von fünf bis sieben Tagen aufgebraucht werden.

Ringelblume in der Küche

Ringelblumen bringen Abwechslung und Farbe in Speisen. So verleihen die hübschen gelben oder orangefarbenen Blüten der Calendula diversen Speisen eine leuchtende Farbe. Außerdem sind die wunderschönen Blütenblätter eine hübsche Dekoration für Salate. Ferner können Sie zum Beispiel Käse, Butter, Suppen und Soßen wunderschön mit Ringelblumen einfärben und würzen. Ebenso können Sie die Blüten an Fisch, Eiergerichte, Reis, Suppen, Kuchen, Wild und andere Speisen geben. Auch für herzhafte Brotaufstriche werden Ringelblumen verwendet. In Blatt- und Wildkräutersalaten erzielen Ringelblumen eine charakteristische, würzige Note. An Ostern lassen sich Eier mit Ringelblumen sanft orange färben.

Echter Salbei (Salvia officinalis)

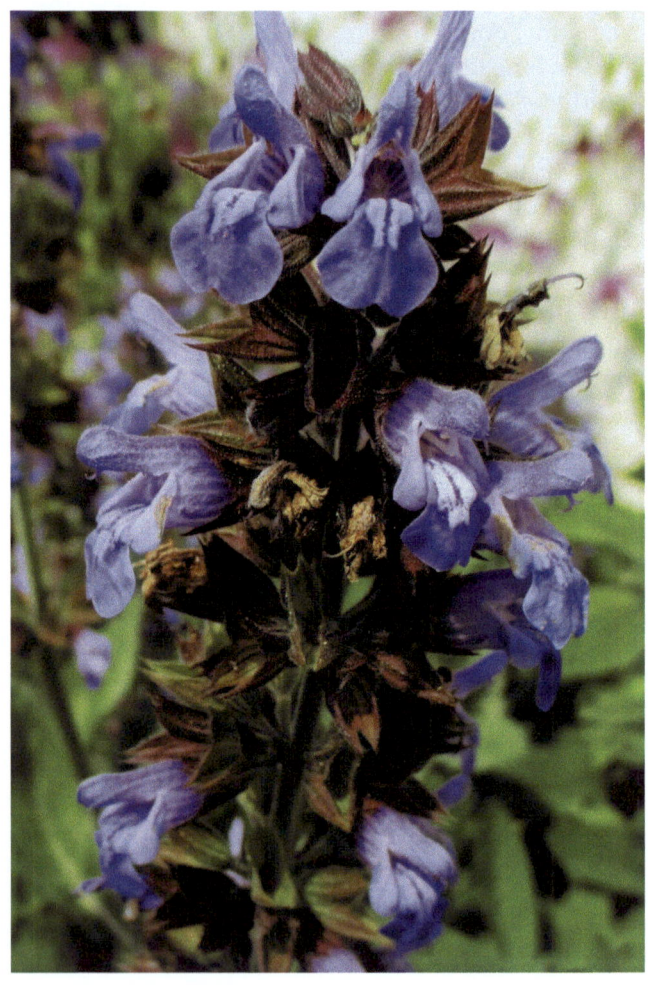

Ursprünglich stammt der Echte Salbei (lat. **Salvia officinalis**) aus dem Mittelmeerraum. Noch heute ist er dort wild anzutreffen. Bereits in der Antike und später im frühen Mittelalter gelangte die Heilpflanze nach Mitteleuropa. In Deutschland wurde Salbei v. a. in Klostergärten kultiviert.

Der Echte Salbei gehört zur Familie der Lippenblütler (lat. Lamiaceae) und ist ein mehrjähriger Halbstrauch, der eine Wuchshöhe zwischen 40 und 70 cm erreicht. Unter guten klimatischen Bedingungen kann er bis zu 1 m hoch werden. Salbei wächst meist auf steinigen, kalkhaltigen und sandigen Böden.

Seine Blätter sind schmalelliptisch und mit einem weißen Filz versehen. Sie duften sehr stark, da sie reichlich ätherisches Öl enthalten. Echter Salbei blüht von Mai bis Mitte Juli, die Blüten sind hell- bis blauviolett. Selten sind die Blüten, die deutlich zweilippig sind, auch weiß oder zartrosa gefärbt. Die Blüten stehen in Ähren an den Stängeln. Nach der Blüte bildet Salbei kleine Spaltfrüchte aus, die in vier dunkle Klausen zerfallen.

Inhaltsstoffe und Wirkung vom Echten Salbei

Arzneilich wirksam sind die Salbeiblätter.

Die Hauptkomponente der Salbeiblätter ist ätherisches Öl (Thujon, Cineol), das diesen u. a. seine aromatische Note gibt. Außerdem enthält Salbei Gerbstoffe, Bitterstoffe und Flavonoide.

Dank der verschiedenen Inhaltsstoffe besitzt Salbei ein breites Wirkspektrum. Er wirkt v. a. entzündungswidrig, antimikrobiell, wundheilend und schweißhemmend. Darüber hinaus hat er eine verdauungsfördernde, galleanregende, krampflösende, blähungswidrige und durchfallhemmende Wirkung.

Anwendungsgebiete des Echten Salbeis in der Naturheilkunde

Echter Salbei ist fester Bestandteil der Naturheilkunde. Die Pflanze wird v. a. bei Entzündungen im Mund- und Rachenraum sowie bei Zahnfleischentzündungen eingesetzt. Bei Beschwerden wie Heiserkeit und Halsschmerzen ist der Echte Salbei das bekannteste und bewährteste natürliche Heilmittel. Er findet hier aufgrund seiner entzündungshemmenden und antibakteriellen Wirkung v. a. in Form von Gurgelwasser, Halsbonbons, Extrakten und Tee Verwendung. Vor Erfindung der Zahnbürste rieben sich viele Menschen die Zähne und das Zahnfleisch mit Salbeiblättern ab, um Zahnbeläge zu entfernen und den Atem zu erfrischen.

Dabei wurden aufgrund seiner antibakteriellen Wirkung auch Bakterien abgetötet. Echter Salbei festigt die Zähne und besitzt zusätzlich eine schleimhautberuhigende, desinfizierende und entzündungshemmende Wirkung auf das Zahnfleisch.

Als Tee wird Echter Salbei gerne zum Spülen und Gurgeln bei Entzündungen im Mund- und Rachenraum verwendet.

Weiter hilft Salbei bei Verdauungsstörungen, Blähungen, Entzündungen der Darmschleimhaut und bei Durchfällen.

Als Antihydrotikum (schweißhemmendes Mittel) hat sich Salbei bei übermäßiger Schweißbildung bewährt - z. B. bei Nachtschweißbildung bei Tuberkulose und anderen Infektionskrankheiten sowie bei psychosomatisch bedingter übermäßiger Schweißbildung.

Da Salbei mit schweißhemmenden sowie antiseptischen und adstringierenden (zusammenziehenden) Wirkstoffen ausgestattet ist, wird die Pflanze auch in Deos verwendet. Ebenso wird Salbei bei unreiner Haut als Zusatz von Gesichtswasser verwendet.

Salbeitee

Für die Zubereitung von Tee übergießen Sie 2 Teelöffel Salbeikraut mit 150 ml kochendem Wasser. Der Tee wird zehn Minuten ziehen gelassen. Mehrmals täglich wird eine Tasse frisch bereiteter Tee getrunken. Bei Hals- oder Zahnfleischentzündungen ist der Tee auch zum Gurgeln geeignet. Der Tee hilft auch bei Nachtschweiß und bei übermäßigem Schwitzen an Füßen und Händen. Bei übermäßiger Schweißbildung erfolgt die Teebereitung wie vorstehend, hier lässt man das Getränk jedoch abkühlen.

Leckerer Salbeihonig

Honig und Salbei bilden eine wunderbare Symbiose. Sie ergänzen sich ebenso gut wie Honig und Fenchel. Salbeihonig dient v. a. der Anwendung im Rachen- und im Mundbereich.

Zur Herstellung von Salbeihonig werden frische, gewaschene und kurz trockengetupfte Blätter klein geschnitten und gemeinsam mit Akazien-, Wald-, Pinien- oder Tannenhonig in ein Glas gefüllt. Die Blätter müssen mindestens 2 Fingerbreit mit flüssigem Honig bedeckt sein. Das Glas anschließend gut verschließen und zwei bis drei Wochen ziehen lassen. Hierbei sollte es täglich gedreht werden. Sobald der Salbei gut ausgezogen ist, wird der Honig abfiltriert und ist zum Genießen bereit.

Echter Salbei in der Küche

Salbei hat einen sehr intensiven Geschmack, der angenehm würzig und leicht bitter ist. Hauptsächlich finden die Salbeiblätter Verwendung, aber auch die Blüten können gegessen werden.

Besonders lecker ist Salbeibutter, für die Herstellung werden einfach ein paar Salbeiblätter in Butter geschwenkt. Hierfür werden ausschließlich frische Blätter verwendet. Sie werden solange in Butter erhitzt, bis sie knusprig sind. Die Blätter selbst werden jedoch nicht verwendet, nur die entstandene Salbeibutter, die besonders gut zu Gnocchi oder Nudeln passt.

Wichtiger Hinweis

Aufgrund seines hohen Thujonanteils sollte Echter Salbei nicht in größeren Mengen oder über einen längeren Zeitraum genossen werden. Zudem sollten Schwangere und Epileptiker gänzlich auf Anwendungen mit Echtem Salbei verzichten.

Epilog

Die natürlichen Heilmittel, insbesondere die Heilpflanzen, waren lange Zeit das einzige Arzneireservoir für Ärzte und Apotheker, und Heilpflanzen dienten zudem als wichtige Rohstoffe für die Herstellung von Medikamenten in Apotheken.

Mit den Erfolgen der chemischen Industrie überwog zu Beginn des letzten Jahrhunderts in der pharmazeutischen Produktion erstmals die Herstellung von synthetisch hergestellten Arzneimitteln.

Trotz dieser Entwicklung gerieten die Heilkräuter niemals völlig in Vergessenheit, auch für die Herstellung synthetischer Stoffe werden häufig pflanzliche Rohstoffe als wichtige Ausgangsstoffe (etwa Mutterkornalkaloide, Opiumalkaloide) benötigt oder aber als Wirkstoffe (etwa Herzglykoside) - gerade wenn die Synthese von Wirkstoffen aus Pflanzen unbekannt oder zu aufwendig ist.

Im Laufe der letzten Jahrzehnte wurden die Inhaltsstoffe der Heilkräuter durch intensive Forschung immer weiter entschlüsselt, einige altbewährte Heilpflanzen wurden aufgrund von toxischen Inhaltsstoffen verworfen, bei anderen Heilkräutern wurden jedoch gesicherte Heilwirkungen nachgewiesen.

Die Verwendung von Heilkräutern wird von vielen Menschen als der ursprüngliche und bewährte Weg zur Heilung oder Linderung von Krankheiten angesehen. Und so liegt die Beschäftigung mit Heilkräutern in den letzten Jahren nicht nur voll im Trend, sondern entspricht auch einer langen Tradition.

Immer mehr Menschen erkundigen sich in der Apotheke nach Anwendungsweise, Inhaltsstoffen, Anwendungsgebieten, Nebenwirkungen und möglichen Verfälschungen von Heilkräutern. Diese Fragen standen mir denn auch Pate bei der Überlegung, erneut ein Buch über Heilkräuter herauszubringen.

Mein Anliegen ist es, in diesem Ratgeber über die sinnvolle Anwendung von Heilkräutern zu informieren und leichtfertige Therapieempfehlungen, die keiner wissenschaftlichen Prüfung standhalten und im besten Fall wirkungslos sind, zu verwerfen und außen vor zu lassen.

Denn nur eine seriöse Naturheilkunde ist dem Menschen und auch dem Image der Naturheilkunde dienlich.

Liebe Leserin und lieber Leser, ich hoffe, dass Sie diesem Buch einige wertvolle Anregungen und Impulse entnehmen können, die Sie für sich nutzen können.

Auf Ihrem persönlichen Weg zu einem gesunden, glücklichen und erfüllten Leben wünsche ich Ihnen alles erdenklich Gute.

Ihre Apothekerin Dr. Angela Fetzner

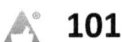

Literatur (Auswahl)

1) Blaschek Wolfgang: Wichtl - Teedrogen und Phytopharmaka. Ein Handbuch. Stuttgart: Wissenschaftliche Verlagsgesellschaft. 6. Auflage. 2016.

2) Bühring Ursel: Praxis-Lehrbuch Heilpflanzenkunde: Grundlagen-Anwendung-Therapie. Stuttgart: Haug. 4. Auflage 2014.

3) Dingermann Theo, Hiller Karl, Schneider Georg: Schneider - Arzneidrogen. Heidelberg: Spektrum Akademischer Verlag. Auflage. 5. Auflage 2011.

4) Golte-Bechtle Marianne, Spohn Roland, Spohn Margit: Was blüht denn da? (Kosmos-Naturführer). Stuttgart: Franck Kosmos Verlag. 2. Auflage 2015.

5) Rothmaler – Exkursionsflora Deutschland. Gefäßpflanzen: Grundband. Heidelberg: Springer Spektrum. 21. Auflage 2016.

6) Schilcher Heinz, Kammerer Susanne, Wegener Tankred: Leitfaden Phytotherapie. Mit Zugang zur Medizinwelt. München: Urban & Fischer GmbH. 5. Auflage 2016.

7) Wagner Hildebert, Wiesenauer Markus: Phytotherapie: Phytopharmaka und pflanzliche Hömopathika. Stuttgart: Wissenschaftliche Verlagsgesellschaft. 2. Auflage 2003.

Zur Autorin

Dr. Angela Raab geb. Fetzner, geboren in Bad Kissingen, ebenda auch aufgewachsen.

Studium der Pharmazie in Würzburg, anschließend Approbation zur Apothekerin. Aufbaustudium der Pharmaziegeschichte in Marburg, Abschluss als Pharmaziehistorikerin.

Dort auch Promotion zum Dr. rer. nat.

Seit 1996 bis dato Arbeit in öffentlichen Apotheken und Krankenhausapotheken in ganz Deutschland sowie der Schweiz. Daneben Seminartätigkeit im In- und Ausland.

Von 2012-2018 Veröffentlichung von mehr als 50 Ratgebern und Fachbüchern v. a. zu verschiedenen Gesundheitsthemen, die Hundertausende von Lesern begeistern.

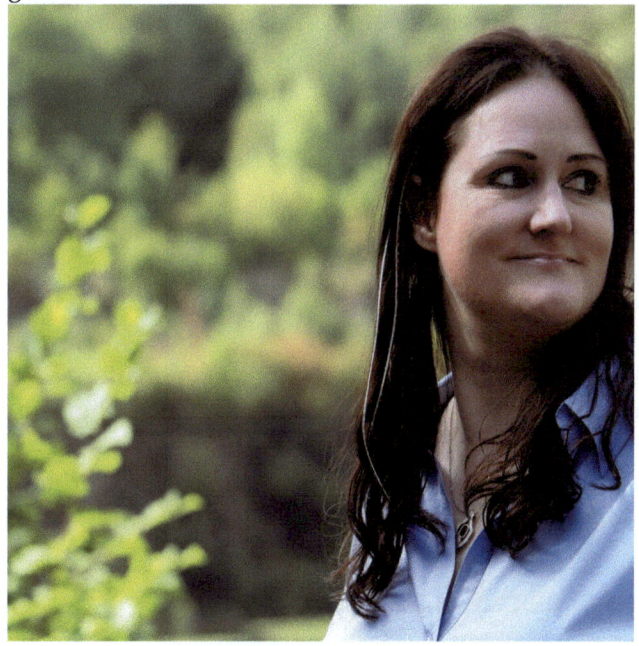

Ein herzliches Dankeschön

- an dieser Stelle an alle werten Leserinnen und Lesern. Lob, Kritik oder Anregungen können Sie mir gerne auf meiner Facebook-Seite https://www.facebook.com/AngelaFetzner oder auf meiner Autorenhomepage mitteilen: http://www.angela-fetzner.de

Bücher von Dr. Angela Fetzner

Finden Sie alle auf der Autorenhomepage: http://www.angela-fetzner.de
Auf meiner Homepage finden Sie nicht nur alle meine Bücher und E-Books. Darüber hinaus möchte ich meinen Leserinnen und Lesern auch einen besonderen Service bieten. So stelle ich auf meiner Homepage regelmäßig Onlinelesungen von mir ein, weiter schreibe ich Blogartikel zu verschiedenen Themen sowie Rezensionen zu diversen Büchern.

Hier können Sie sich auch für meinen Newsletter anmelden, um regelmäßig Informationen über neue Bücher, Preisaktionen, Verlosungen und Gesundheitstipps zu erhalten.

Außerdem finden Sie meine E-Books in allen führenden Online Shops und die Druckbücher im Versand- und Standardbuchhandel.

Sie finden mich auch in den sozialen Netzwerken: **Facebook, Twitter, Instagram und Youtube.**

https://angela-fetzner.de/___/

Leseprobe - Aromatherapie - Die heilende Kraft ätherischer Öle

„Es gibt Düfte, frisch wie Kinderwangen
Süß wie Oboen, grün wie junges Laub
Verderbte Düfte, üppige, voll Prangen,
Wie Weihrauch, Ambra, die zu uns im Staub
Den Atemzug des Unbegrenzten bringen
Und unserer Seele höchste Wonnen singen."
Charles Baudelaire (1821-1867, französischer Dichter)

Prolog

Liebe Leserin, lieber Leser,

Die heilende Kraft ätherischer Öle ist wohl eine der angenehmsten Möglichkeiten, viel für die seelische und körperliche Gesundheit zu tun.

Denn die wohltuenden Düfte ätherischer Öle können unsere Stimmung beeinflussen und sich positiv auf Seele und Körper auswirken. Diese Tatsache macht sich die Aromatherapie zunutze, bei der ätherische Öle eingesetzt werden, um bestimmte Wirkungen zu erzielen.

Ätherische Öle tragen zum seelischen und körperlichen Wohlbefinden bei und können die unterschiedlichsten Beschwerden auf sanfte und natürliche Weise lindern. Die heilende Energie und gebündelte Lebenskraft der natürlichen Stoffe sorgt für Harmonie, Ausgeglichenheit und dauerhafte Gesundheit.

Ich möchte Sie dazu einladen, mich auf die Reise in die spannende Welt der ätherischen Öle zu begleiten.

Die Autorin berät und informiert als promovierte Apothekerin seit zwei Jahrzehnten zahlreiche Kunden. Als unabhängige Autorin und Apothekerin fühlt sich die Verfasserin dieses Buchs nur der Gesundheit und dem Wohl der Menschen verpflichtet.

Ätherische Öle - Duftende Lebenskraft

Ätherische Öle enthalten die heilende Lebenskraft und – so sagt man - die duftende Seele der Pflanze.

Das Wort ätherisch leitet sich vom altgriechischen Wort aither ab. Aither ist entsprechend der griechischen Philosophie der Urstoff, aus dem die Materie entsteht. Gleichzeitig bedeutet aither „von der Eigenschaft des Ethers" – was darauf hindeutet, dass es sich um etwas Flüchtiges, nicht Fassbares, handelt.

Weiter ist das Wort aither die Versinnbildlichung des Himmels oder auch der Himmelsduft – weshalb man von ätherischen Ölen auch von der duftenden Seele einer Pflanze spricht.

Was genau sind ätherische Öle?

Ätherische Öle werden von zahlreichen Pflanzen in speziellen Öldrüsen gebildet, die sich in sämtlichen Teilen der Pflanze befinden können: In den Blüten, den Blättern, der Fruchtschale, der Rinde, der Wurzel, in den Samen und im Harz. Ätherische Öle besitzen einen starken, ausgeprägten Geruch, der für die Herkunftspflanze charakteristisch ist. Ätherische Öle sind leicht flüchtige Stoffgemische, die im Gegensatz zu fetten Ölen schnell und ohne Rückstand verdampfen (bis auf etwaige Farbstoffe oder Harze). Meist handelt es sich um klare Flüssigkeiten, einige Öle wie Orangenöl oder Zitronengrasöl sind jedoch auch farbig. Ätherische Öle sind leicht löslich in organischen Lösungsmitteln (Alkohole, Ether, Ketone, Alkane), sowie in Fett, sie enthalten allerdings selbst kein Fett. In Wasser sind sie schwer löslich - da sie meist leichter sind als Wasser, schwimmen sie auf diesem.

Ätherische Öle bestehen aus einem komplexen Gemisch von Terpenen, Sesquiterpenen sowie aromatischen Verbindungen – das charakteristische Gemisch von vielen Stoffen wirkt synergistisch und macht die charakteristische Wirkung des jeweiligen ätherischen Öls aus.

Wie werden ätherische Öle gewonnen?

Um ätherische Öle nutzen zu können, ist es notwendig, nicht wirksame Pflanzenbestandteile wie Pflanzenfasern, Wasser und Eiweiß zu entfernen. Für die Gewinnung ätherischer Öle stehen verschiedene Möglichkeiten zur Verfügung.

Wasserdampfdestillation

Das gängigste Verfahren zur Gewinnung ätherischer Öle ist die Wasserdampfdestillation. Je nach Entwicklungsstand des produzierenden Landes kann die Destillation hierbei in tönernen Gefäßen erfolgen oder aber mittels modernster Apparaturen in fortschrittlichen Laboratorien. Die ursprüngliche Form der Gewinnung von ätherischen Ölen, das Destillieren in Erdkesseln mit direkter Befeuerung, ist auch heute noch in vielen Ländern der Erde verbreitet.

Rinden, Hölzer und Wurzeln müssen vor der Destillation zerkleinert werden, um die Ölzellen aus dem Pflanzenmaterial freizulegen. Weiche Blätter und Blüten bedürfen dagegen kaum einer Vorbereitung. Die Pflanzenteile werden alsdann in ein geschlossenes Gefäß gefüllt, durch das Wasserdampf geleitet wird. Das ätherische Öl löst sich nicht in Wasser, wird jedoch vom Wasserdampf mitgerissen.

Das Abkühlen des Gemischs aus Dampf und ätherischem Öl erfolgt mittels des sogenannten Liebig-Kühlers, eines Laborkühlers, der Dämpfe zum Kondensieren bringt. Durch die Abkühlung trennen sich die beiden Phasen – das ätherische Öl und die Wasserphase – voneinander. Das ätherische Öl ist in der Regel leichter als Wasser und kann problemlos abgehoben werden. Ausnahmen hiervon stellen bspw. Zimt- und Nelkenöl dar – diese ätherischen Öle sind schwerer als Wasser und sinken deshalb zu Boden.

Bei der Wasserdampfdestillation werden Mengen an ätherischen Ölen gewonnen, die auf Gehalte des Öls von ca. 1 bis 8 % im Ausgangsmaterial schließen lassen. Vorteil der Wasserdampfdestillation ist, dass diese auch bei Pflanzen, die nur sehr geringe Mengen ätherischer Öle enthalten, angewendet werden kann, da die Ausbeute entsprechend hoch ist. Die Güte des gewonnenen ätherischen Öls hängt allerdings stark von der Sorgfalt bei der Destillation sowie der Konstruktion der Apparatur ab. Öle einiger Pflanzenarten, wie Jasmin, Tuberose oder Mimose, können jedoch nicht durch Wasserdampfdestillation gewonnen werden.

Kaltpressung

Die Expression, also die mechanische Kaltpressung, wird ausschließlich zur Gewinnung hitzeempfindlicher Zitrusöle (Orange, Zitrone, Grapefruit) angewandt.

Bei diesem schonenden Verfahren werden zunächst die Schalen in großen Trommeln von der Frucht separiert. Die Zugabe von Wasser bewirkt, dass das ätherische Öl sowie auch andere Teile von der Schale abgewaschen werden. Durch anschließende Zentrifugation wird das ätherische Öl vom restlichen Gemisch getrennt. Farbstoffe und auf der Fruchtschale befindliche Wachse verbleiben im ätherischen Öl, was jedoch keine Qualitätsminderung bedeutet.

Da Insektizide (Insektenvernichtungsmittel) und Herbizide (Unkrautvernichtungsmittel) fettlöslich sind, können diese je nach Art der Behandlung in das ätherische Öl gelangen. Aus diesem Grund – da die Fruchtschale auch besonders mit Insektiziden und Herbiziden belastet ist – empfiehlt es sich, nur Zitrusöle zu kaufen, die aus kontrolliert biologischem Anbau stammen. Da bei Zitrusfrüchten die Schalen weder durch Hitze noch durch Druck behandelt werden, entspricht das gewonnene ätherische Öl in der Zusammensetzung dem ursprünglich in der Pflanze enthaltenen Öl.

Extraktion mittels Lösungsmitteln

Bei einigen Pflanzen, z. B. bei Jasmin, Hyazinthe, Mimose, Magnolie, Narzisse, Rose, Tuberose oder Veilchen, ist eine Wasserdampfdestillation nicht durchführbar, weil die Menge des erzeugten Öls zu gering wäre oder weil das ätherische Öl hitzeempfindlich ist – in diesem Fall würde das ätherische Öl zerstört oder seine Struktur verändert werden. Als Folge ginge der natürliche Duft der Pflanze verloren und v. a. wäre das so gewonnene ätherische Öl wirkungslos.

Hier bietet sich die Extraktion an, das Herauslösen des ätherischen Öls mit Hilfe eines nichtpolaren Lösungsmittels (Ethanol, Hexan, Toluol, Petrolether usw.).

Zur Durchführung der Extraktion werden tankähnliche Behälter mit Blütenmaterial befüllt. Das Lösungsmittel wird zu den Blüten eingeleitet, währenddessen die Blüten rotiert werden. Auf diese Weise kann sich das ätherische Öl aus den Blüten lösen, neben dem ätherischen Öl werden jedoch auch Wachse und Farbstoffe aus der Blüte gelöst.

Nach anschließender Verdampfung des Lösungsmittels bleibt das sogenannte Concrète zurück – eine farbige Paste, die neben ätherischem Öl auch Wachse und Farbstoffe enthält.

Das Concrète wird mit Alkohol auf 50 °C erwärmt – die Wachse sind in Alkohol nicht löslich – anschließend wird abgekühlt, wobei sich die Wachse abscheiden.

Der Alkohol wird in mehreren Destillationsprozessen (unter Vakuum) verdampft, Endprodukt ist das erwünschte und begehrte Absolues. Als Lösungsmittel für die Extraktion ist vorzugsweise Alkohol (Ethanol) zu verwenden, weil Ethanol biologisch vollkommen unbedenklich ist. Mittels Alkoholextraktion gewonnene Absolues sind teurer, – das Extraktionsmittel Ethanol ist wesentlich teurer als bspw. Hexan – diese können jedoch auch zum innerlichen Gebrauch verwendet werden (die innerliche Einnahme ätherischer Öle sollte jedoch nur auf Rat eines erfahrenen Aromatherapeuten erfolgen). Etwaige Rückstände von Hexan sind dagegen gesundheitlich bedenklich, weshalb seriöse Firmen auch auf strenge Qualitätskontrollen achten.

In jüngster Zeit werden ätherische Öle auch mittels überkritischen Kohlendioxids als Lösungsmittel aus der Pflanze extrahiert. Dieses moderne Verfahren liefert ätherische Öle der allerbesten Qualität. Hierzu setzt man das Pflanzenmaterial mit Kohlendioxid in einem geschlossenen System unter Druck, das unter Druck flüssige Kohlendioxid löst schon bei sehr niedriger Temperatur (bei maximal 40 ° C) das ätherische Öl aus dem Pflanzenmaterial heraus.

Nach Reduzierung des Drucks verflüchtigt sich das nun gasförmige Kohlendioxid rückstandslos, während nur das ätherische Öl im System verbleibt. Die Extraktion mit Kohlendioxid erfolgt im Gegensatz zur Wasserdampfdestillation bei niedrigen Temperaturen – das schonende Verfahren gewährleistet also, dass das ätherische Öl in seiner ursprünglichen Form erhalten bleibt. Weiter wird das Kohlendioxid nach der Extraktion des ätherischen Öls rückstandslos entfernt – während die Extraktion insbesondere mit toxischen organischen Lösungsmitteln durch nicht vollständig verdampfte Rückstände nicht unbedenklich ist.

Resinoide sind Extrakte aus Harzen (den Resinen), die reich an ätherischen Ölen sind. Sie werden durch Extraktion mit Lösungsmitteln (z. B. Hexan) und anschließendes Abdampfen des Lösungsmittels gewonnen. Resinoide sind dickflüssige, halbfeste oder feste Substanzen mit kräftigem Geruch. Sie besitzen eine bessere Löslichkeit als die entsprechenden Harze.

Die Resinoidherstellung wird meist bei Benzharzen (Benzoe, Guajak, Perubalsam) und bei Gummiharzen (z. B. Myrrhe) angewandt.

Enfleurage

Bei der Enfleurage werden Blüten v. a. von Jasmin oder Tuberose immer wieder auf dünn mit Fett (meistens Schweineschmalz) bestrichene Glasplatten gelegt und danach etwa 12 Stunden kühl und dunkel gelagert. Diese Prozedur wird etliche Male wiederholt, dabei lösen sich die fettlöslichen Duftstoffe aus den Blüten und sättigen das Fett nach und nach. Bei einem abgewandelten Verfahren werden Glasplatten auf der Unterseite mit Fett bestrichen und auf die Blüten gelegt.

Die Enfleurage ist ein sehr schonendes Verfahren zur Gewinnung ätherischer Öle, zudem werden auf diese Weise qualitativ sehr hochwertige ätherische Öle gewonnen. Ein per Enfleurage gewonnenes Jasminöl besitzt bspw. einen weitaus feineren Geruch als ein durch Lösungsmittelextraktion gewonnenes Jasminöl.

Da die Enfleurage jedoch durch sehr aufwendige Herstellungsprozesse sehr kostenintensiv und daher kaum wettbewerbsfähig ist, wird sie kaum noch angewandt.

Eine makabre Ausführung der Enfleurage mag dem einen oder anderen aus Patrick Süskinds Roman „Das Parfum" bekannt sein. In dem Roman fabriziert der Protagonist Grenouille sein „Überparfüm" durch die Enfleurage von 25 Jungfrauen, die er zuvor erdrosselt hat - deren Duft der Jugend und Schönheit vermag er alsdann in einer eigenen Parfümkreation zu konservieren.

Hinweis

Bezüglich der im Folgenden gemachten Ausführungen darf der Leser darauf vertrauen, dass die Autorin große Sorgfalt darauf verwendet hat, dass die Angaben in diesem Buch dem neuesten Stand der Wissenschaft entsprechen.

Nichtsdestotrotz kann die Autorin für die gemachten Angaben keinerlei Verantwortung und Gewähr übernehmen. Die Durchführung der in diesem Buch beschriebenen Anwendungen erfolgt auf eigene Gefahr und auf eigene Verantwortung des Benutzers. Die Autorin übernimmt keine Haftung für Personen-, Sach- und Vermögensschäden aufgrund der Durchführung der hier erwähnten Anwendungen. Auch betreffend der in diesem Buch angegebenen Dosierungen und Mengenangaben darf der Leser darauf vertrauen, dass die Autorin große Sorgfalt darauf verwendet hat, dass diese Angaben dem neuesten Stand der Wissenschaft entsprechen.

Nichtsdestotrotz kann die Autorin für Angaben zu Dosierungsanweisungen keine Gewähr übernehmen. Jede Dosierung erfolgt auf eigene Gefahr des Benutzers. Auch betreffend die genannten Arzneimittel darf der Leser darauf vertrauen, dass die Autorin große Sorgfalt darauf verwendet hat und die diesbezüglichen Angaben dem neuesten Stand der Wissenschaft entsprechen.

Die Autorin hat im Übrigen keine Beziehung zu den Herstellern der genannten Arzneimittel und erzielt keinerlei finanziellen Vorteil aufgrund der Erwähnung bestimmter Arzneimittel. Die innerliche Anwendung reiner ätherischer Öle ist ohne Verordnung durch einen erfahrenen Aromatherapeuten abzulehnen – ätherische Öle sollten also niemals auf eigene Faust innerlich eingenommen werden. Wer trotzdem ätherische Öle innerlich anwendet, tut dies auf eigene Gefahr. Die Autorin übernimmt keinerlei Haftung.

Ich hoffe, Ihnen mit diesem notwendigen Gefahrenhinweis nicht den Spaß und die Freude an diesem Buch verdorben zu haben. Aber noch immer – oder auch gerade noch immer - gilt **Paracelsus'** berühmter Spruch: *„Alle Dinge sind Gift, und nichts ist ohne Gift; allein die Dosis macht, dass ein Ding ein Gift ist.“*

In welchen Pflanzenteilen sind ätherische Öle vorhanden?

Ätherische Öle können in allen Pflanzenteilen vorhanden sein. Manche Pflanzen besitzen auch in verschiedenen Pflanzenteilen ätherische Öle, die sich in ihrer chemischen Zusammensetzung stark unterscheiden können, z. B. Zimtrinden- und Zimtblätteröl. Anhand der folgenden Übersicht können Sie erkennen, aus welchen Pflanzenteilen die jeweiligen ätherischen Öle gewonnen werden.

Blüten: Basilikum, Kamille, Jasmin, Lavendel, Magnolie, Neroli, Orangenblüten, Rose, Schafgarbe, Ylang-Ylang

Blätter: Cajeput, Cistrose, Citronella, Eukalyptus, Geranie, Lemongras, Lorbeer, Melisse, Minze, Myrte, Pfefferminze, Rhododendron, Rosmarin, Salbei, Zimt

Fruchtschale: Bergamotte, Grapefruit, Limette, Mandarine, Orange, Zitrone

Holz: Kampfer, Sandelholz, Zedernholz, Zypresse

Wurzel: Angelika, Baldrian, Ingwer, Iris, Narde, Vetiver

Rinde: Zimt

Nadeln: Fichte, Lärche, Latschenkiefer, Tanne

Harz: Benzoe, Galbanum, Myrrhe, Stryrax, Tolubalsam, Weihrauch

Welchen Zweck erfüllen ätherische Öle in Pflanzen?

Jede Pflanze hat einen unverwechselbaren, charakteristischen Duft. Pflanzendüfte bestimmen im Wesentlichen die Pflanzenpersönlichkeit, sie sind unverwechselbares Charakteristikum und Merkmal der jeweiligen Pflanze. Von daher werden ätherische Öle auch häufig als die Seele der Pflanze bezeichnet.

Aber welchen Nutzen haben ätherische Öle überhaupt für Pflanzen? Man kann wohl kaum annehmen, dass ätherische Öle lediglich in Pflanzen gebildet werden, um uns Menschen zu erfreuen und unserer Gesundheit zu dienen.

Im Folgenden ist daher aufgelistet, welche Vorteile die Produktion von ätherischen Ölen den jeweiligen Pflanzen bietet.

- Abwehr von Insekten.
- Anlocken von Insekten, die der Bestäubung dienen sollen.
- Anlocken von Insekten, die Pflanzenschädlinge vertilgen sollen (z. B. verzehren Wespen Blattläuse auf bestimmten Pflanzen).
- Zur Kommunikation mit anderen Pflanzen, um diese bspw. vor Fraßfeinden zu warnen.
- Abwehr von anderen Pflanzen – durch diese Möglichkeit sichert sich die Pflanze ihren Lebensraum und zur Verfügung stehende Ressourcen wie Wasser und Nährstoffe.
- Zum Anlocken von Insekten, um diese zu verspeisen (fleischfressende Pflanzen).
- Keimtötende Wirkung bestimmter ätherischer Öle, auf diese Weise werden Krankheiten verursachende Mikroorganismen abgetötet.
- In heißen und trockenen Gegenden legen manche Pflanzen einen Schutzfilm aus ätherischen Ölen auf ihre Blätter und Nadeln, um diese vor Wasserverdunstung und vor UV-Strahlung zu schützen.

Worauf muss ich beim Kauf von ätherischen Ölen achten?

Ätherische Öle sind in den unterschiedlichsten Qualitäten im Handel erhältlich. Man unterscheidet generell zwischen 100 % naturreinen ätherischen Ölen, natürlichen ätherischen Ölen, naturidentischen Ölen und künstlichen Ölen. Ein hochwertiges ätherisches Öl zu erkennen, ist für den Laien nicht einfach, da die Bezeichnung ätherisches Öl nicht geschützt ist. Selbst rein synthetisch hergestellte Öle dürfen die Bezeichnung ätherisches Öl tragen. Die folgende Übersicht soll Ihnen deshalb dazu dienen, beim Kauf von ätherischen Ölen deren Qualität einschätzen zu können.

Ende der Leseprobe

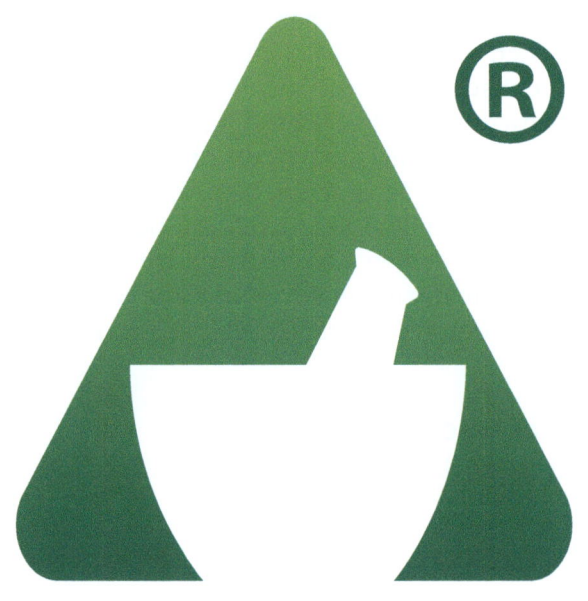

Qualität & Kompetenz
im Zeichen des Mörsers
von Ihrer Apothekerin

Dr. Angela Fetzner

120